Asien- und Afrika-Studien der Humboldt-Universität zu Berlin

Band 21

2005

Harrassowitz Verlag · Wiesbaden

A Japanese Herbal
in the Wellcome Institute
for the History of Medicine

A Contribution to the History of the Transfer
of Scientific Knowledge from Europe to Japan

Edited by Hartmut Walravens

2005
Harrassowitz Verlag · Wiesbaden

Bibliografische Information Der Deutschen Bibliothek:
Die Deutsche Bibliothek verzeichnet diese Publikation in der Deutschen
Nationalbibliografie; detaillierte bibliografische Daten sind im Internet
über http://dnb.ddb.de abrufbar.

Bibliographic information published by Die Deutsche Bibliothek:
Die Deutsche Bibliothek lists this publication in the Deutsche
Nationalbibliografie; detailed bibliographic data is available in the
internet at http://dnb.ddb.de.e-mail: cip@dbf.ddb.de

For further information about our publishing program have a look at our
website http://www.harrassowitz.de/verlag
© Otto Harrassowitz KG, Wiesbaden 2005
This work, including all of its parts, is protected by copyright.
Any use beyond the limits of copyright law without the permission
of the publisher is forbidden and subject to penalty. This applies
particularly to reproductions, translations, microfilms and storage
and processing in electronic systems.
Printed on permanent/durable paper.
Printing and binding: Memminger MedienCentrum AG
Printed in Germany
ISSN 0948-9789
ISBN 3-447-05174-4

Contents

Preface

«Manuscript Japanese 58» (112 pp.) was bought at auction shortly after the turn of the century.[1] Its provenance is unknown.

Paper and binding are European and may date from the 17th or 18th century. There are many worm-holes.

The manuscript contains a number of coloured drawings of plants with the names given in Dutch and *katakana* [Japanese syllable script] transcription. In individual cases an attempt was made to identify the plant by adding the surmised Japanese equivalent in either *kanji* [Sino-Japanese characters] or *kana*.

The paper is strong, the drawings are clear and delicately coloured. A number of the leaves were cut on the right, or left side, and additional pieces of paper pasted on. These often carry the Japanese transcriptions, but not infrequently the names are also added directly underneath or next to the drawings on the original piece of paper.

The leaves are numbered consecutively as are the individual drawings – not always consistently, it seems from the present manuscript. The question is, however, were the numbers added before or after the pasting process?

The source

The contents of the herbal do not pose a problem: the title already intimates that the information was «getrokken uyt Dodoneaus», i.e. one of the well-illustrated herbals by Rembertus Dodonaeus (Dodoens).

Dodoens (Mecheln June 26, 1516 – March 10/20, 1585 Leiden) was one of the outstanding herbalists of his time. His *Cruydeboeck* was first published in Antwerpen in 1554. There were also editions in Latin (1559 etc.) and English (1578 etc.). Until the middle of the 17th century this herbal was considered authoritative.

A closer inspection reveals that the direct source for our manuscript must have been the last edition, of 1644:

Cruydt-Boek Remberti Dodonaei, volghens sijne laetste verbeteringhe: Met bijvoeghsels achter elck capitel, uyt verscheyden Cruydt-beschryvers: Item, in 't laetste een Beschryvinghe vande Indiaensche ghewassen, meest ghetrocken uyt de schriften van Carolus Clusius. Nu wederom van nieuws oversien ende verbetert.

T' Antwerpen, Inde Plantijnsche Druckerije van Balthasar Moretus MDCXLIV. Introduction + 1492 pp. (altogether 1470 woodcut illustrations).

This edition does not continue directly the tradition of the 1563 *Cruydboek* but is a translation from the 1616 *Stirpium historiae pemptades sex* with additions and corrections by Joost van Ravelingen.

From a comparison of the illustrations there is no doubt that the Dodoens drawings were the immediate pattern for the Japanese manuscript. There is the question,

---

1   At Hodgson, on 9 Nov. 1908. See Peter Kornicki: Japanese medical and other books at the Wellcome Institute. *Bulletin of the School of Oriental and African Studies.*60.1997,489-510.

however, whether drawings and names were copied together from the same source. The names of the plants are not always those given as captions to the pictures or as headings to the descriptions. In many cases they are mentioned in the text. The cut-and-paste appearance of the manuscript leaves the option that some of the names were added from other lists or sources during the process of compilation.

Peculiarities

Looking through the herbal it is striking to find many plant names given in the Latin genitive, and they were transliterated that way.

A possible explanation may be that the compiler took the names from a source where they were given in that form, e.g. --- *descriptio*, --- *folia*, --- *radix*. If the compiler did not know Latin (and most interpreters – as *rangakusha* («Hollandologists») knew Dutch but not necessarily other European languages) he might not have noticed.

This would lead to a Latin source for the names (which may be printed or not), which might be difficult if not impossible to trace. The Latin edition of Dodoens (*Stirpium historia*, 1616, which was actually the basis for the Dutch 1644 edition) was checked but does not qualify.

Another question is the selection criteria of the plants. Why select these 84 plants out of at least 1,470? It may remain an open question. Again, one could speculate about it:

If the drawings were already in existence, it was simply a matter of adding the names to make this booklet useful to scholars and students.

If the drawings and the names were done at the same time, one could also assume that a list of plant drugs, perhaps in Latin, was the basis of the work. Then somebody would have checked the Dodoens' herbal and marked the items to be copied.

The transliterations are very reliable on the whole. The author must have had excellent linguistic abilities.

The drawings are carefully done: there are only a few adaptations (e. g. a few blossoms left out, two drawings combined into one, etc.). The usual Dodoens editions are not coloured. As the colouring seems quite authentic, the source may have been a hand-coloured edition, or, less probable, the copyist or the person in charge knew the plants well and suggested the colours. Indeed, as we shall see one of the three copies of Dononaeus' work that made it to Japan in the early days, is coloured by hand.

The provenance

The person mentioned as the donor of the manuscript is a certain Gonossky who seems to have baffled previous book-dealers and librarians. Somebody later on added «Dr.» in pencil, as it seems obvious that the people who possessed and used herbals were usually physicians, pharmacists and scholars. The identity of this elusive Dr. Gonossky was not easy to establish. There was one clue, however. As the herbal did not describe *Japanese* plants it was destined for Japanese use, and this argument is underlined by the fact that the names of the plants are transliterated into Japanese. That means either Dr. Gonossky was a European stationed in Japan (i.e. in the Dutch service on the little island of Deshima, off Nagasaki) as a factory head («opperhoofd»), or physician. In that case the herbal would have been used to give the Japanese information about European and other plants. The catch is that we do not know of any person of that or a similar name in the Deshima factory service.

Another option is that Dr. Gonossky is the name of the collector who got the manuscript from somebody in the Dutch service. In that case it would be almost impossible to find out about this person, considering the fact that nobody has been able to track the name over the last century.

The third option is that Dr. Gonossky was Japanese and was engaged in scholarly activities in Japan. Here we land a hit. Actually, one of the Japanese interpreters in Nagasaki was called Yoshio Gonnosuke. He had an excellent command of Dutch and participated in a number of translation projects. He also supported Philipp Franz von Siebold in his attempts to teach Western medicine and sciences to a larger circle of students. If we compare the handwriting of the dedication as given in the manuscript («Present van Gonossky ...») with extant specimens of Gonossky's writing it becomes clear that it is an autograph. Parts of the manuscript seem to be written in different hands but the differences may also be due to the style of writing (headings) and different writing implements.

Biography of Yoshio Gonnosuke 吉雄權之助

Yoshio Gonnosuke (1785-1831) belonged to a family of interpreters and was the son of the well-known *rangakusha* and physician Yoshio Nagaaki (Kôgyû)(1724-1800). His childhood name was Rokujirô as his father was 62 when he was born. He had two brothers, Kensaku (1770-1825), interpreter, surgeon and classic scholar, and Sadanosuke Jokyû who was originally adopted into the Satô family. Gonnosuke learnt Dutch from his early youth. Shiba Kôkan relates in his *Saiyû ryokô niiki* (Account of a trip to the West) under the 9th day of the 11th month of the eighth year of Temmei (Dec. 6, 1788): «There I met a boy of ca. four years of age who called Kôsaku uncle. In reality he was his own son, born out of wedlock. This child knew already many Dutch words, called beef *coevleesch* and horses *paarden*. I gave him a few sweet potatoes which he ate with relish and exclaimed *lekker! lekker!* which means that they tasted good. This child has become Kôsaku's successor in the meantime.»

In 1804 Gonnosuke went to Nakano Ryûho (1760-1806) and studied *rangaku* with him, on the recommendation of Ôtsuki Genkan. He soon became one of the four outstanding pupils, with Baba Sajûrô (1788-1822), Suetsugu Chûsuke (1766-1839) and Nishi Kichiemon (1780-1810). He was not only an excellent translator but also spoke Dutch fluently, and it was said that he spoke so well and correctly that his spoken Dutch could not be distinguished from that of a native speaker. He also had some command of French and English and much experience in surgery which he had learnt from the physician Recke. Therefore he became better known than his father, and was praised by scholars like Ôtsuki Bansui and Tsuboi Shindô. In 1809 the Edo government appointed Gonnosuke *Bangaku sewakagari* (*bangaku* covered Russian and English). In 1811 he was promoted junior interpreter applicant. As an excellent linguist he had many students, among them many of Siebold's disciples. When Siebold started lecturing in Nagasaki in 1823, Gonnosuke and Ishibashi Sukezaemon provided the language tutorial for the students.

Gonnosuke authored a number of works. He collaborated on the compilation of the *Ran-Wa jii* («Dutch-Japanese dictionary»), *Anglia gorin taisei* («Large English dictionary)», *Anglia genyo Wa-kai* («Translations from English into Japanese», started in 1814 under the supervision of Bloemhoff, of the Dutch factory) and *Furansu jihan* («French sentences»). His own works include: *Ei-Wa jisho* («English-Japanese dictionary»; finished in 1811; Gonnosuke was awarded five pieces of silver for it), *Yakubun hitsuyô* («Essentials in the art of translation»), *Gembun kinnô* («Treasury of original sentences», a grammatical survey of the Dutch language in the form of tables), *Temba ibun* («Pegasus. A curiosity»), *Kômo-gata yakuhô* («Precriptions of Dutch medicine»). The *Ran-Wa jii* was initiated by Hendrik Doeff (1777-1835), the Dutch *opperhoofd*, and was supported by the Japanese government which wanted to help the Dutch factory on Dejima in this way during the period of economic difficulties. It is a translation of the *Niew Nederduitsch en Fransch Woordenboek van François Halma*, 2e editie into Japanese. The whole translation comprises 21 volumes and is known by the name of *Doeff-Halma*, in contrast to the earlier *Edo-Halma*, undertaken by Inamura Sampaku. The interpreters started on this work in autumn 1815 under Doeff's supervision, and in 1816 the first volume was ready, owing to the input of the assistant junior interpreter Nakayama Tokujûrô (1785-1844) and of Gonnosuke. After Doeff's return to Holland in 1817, Gonnosuke was ordered to finish the work, and he was busy with it until 1831. The manuscript was finished in 1833. Gonnosuke died in the second year of Tempô on the 20th day of the fifth month (June 30, 1831) in his 47th year. He had been a good friend of Siebold who spoke of him as «the learned interpreter».[2]

Dating the manuscript

There is no date to be found in the manuscript but it seems that Gonnosuke had a hand in the compilation, at least in the editing of the transliterations. That would mean that it may have been composed at the beginning of the 19th century.

As the paper seems older there is the option that the drawings were done earlier, and certainly by somebody else, as we do not have any record of Gonnosuke's skill in painting and drawing. The copying may have been done very early, i.e. any time after ca. 1650, or rather late, e.g. around the turn of the 19th century but in the latter case on old paper. There do not seem to be any clues yet, and the matter is open to speculation.

---

2   The biographical information is derived from Kure Shûzô: *Philipp Franz von Siebold. Leben und Werk*. München 1996, vol. 1, p.695-696.

Dodonaeus' herbal in Japan[3]

The rangakusha's interest in Dodonaeus' herbal was well-known, and some years ago the manuscript translation from the Waseda Collection was shown on exhibit abroad. Unfortunately, the little catalogue provided only rather brief information.[4] Thanks to Prof. Matsuda's contribution we have reliable and detailed information: There are three old copies of Dodonaeus' herbal in Japan now, that were imported during the Edo period. The 1644 edition is in the possession of the Tokyo National Museum; it formerly belonged to a certain Dominicus Vlammen. Another one, lacking the title-page, is hand-coloured and belongs to Kanazawa University. It was a present given to Daimyô Maeda Tsunanori 前田綱紀 by the Deshima Opperhoofd Andreas Cleyer[5] in 1682; it also is the 1644 edition. The third copy belongs to Waseda University and is the 1618 edition, which was later on translated in toto.

There were a number of attempts to translate Dodonaeus' herbal but most of them were just extracts, or lists of names of plants accompanied by identifications:

1. Noro Genjô's 野呂元丈 *Oranda honzô wage* 阿蘭陀本草和解 (1741-1750), made by order of Tokukagawa Yoshimune, is a summary of reports by Nagasaki interpreters.

2. Matsumura Genkô 松村元綱: *Bansan shohin yakukô* 蠻產諸品釋稿, completed in 1787 offers 7 excerpts (on Cassia, Satyrion etc.)

3. *Oranda honzô tekiyô-kai* 和蘭本草摘要解 provides two further articles from Dodonaeus.

4. Yoshio Kôgyû 吉雄耕牛 (1724-1800): *Dodoneusu honzô sômoku mei-i* ドドネウス本草草木名彙 (formerly in the possession of Siebold's disciple Itô Keisuke) is a list of Dutch names of 63 varieties with the corresponding Japanese and Chinese names. Matsuda assumes that this ms. may be from the 1790's.

5. Ono Ranzan 小野蘭山: *Dodoniusu buppin-kô* (ms. formerly in the possession of the botanist Makino Tomitarô) identified 668 varieties in the 1618 edition.

---

3 Based on Kiyoshi Matsuda: The reception and spread of Dodonaeus' Cruydt-Boeck in Japan. In: *Dodonaeus in Japan. Translation and the scientific mind in the Tokugawa period.* Ed. by W. F. van de Walle; co-editor Kazuhiko Kasaya. Leuven: University Press; Kyoto: International Research Center for Japanese Studies (2001). 191-217.

4 *Rangaku. Westliche Naturwissenschaften im Japan der Edo-Zeit.* Eine Ausstellung der Universitäten Bonn, Waseda und Leiden im Arithmeum, Bonn, 21.6. - 13.7.2000. Bonn 2000. 16 S. 4° No. 24 is labeled *Dodoneusu sômoku-fu* and has the following explanation: Das *Cruydtboeck* des holländischen Botanikers Rembertus Dodonaeus (1517-1585) gilt als eines der meistgenutzten Referenzwerke unter allen nach Japan gelangten naturgeshichtlichen Lehrbüchern westlicher Provenienz. Auf Befehl des Matsudaira Sadanobu (1759-1829), von 1788 bis 1793 Regent des Tokugawa-Shogunats, wurde von einer Gelehrtengruppe um den Dolmetscher Ishii Shôsuke (1742-?), der auch an der Übersetzung der Edo-Ausgabe des Holländisch-Japanischen Wörterbuchs nach François Halma beteiligt war, eine Übersetzung der gesamten Schrift erarbeitet, die dann aber später einem Großbrand in Edo zum Opfer fiel. Bei den vorliegenden Bänden handelt es sich um einen Teil des Originalmanuskripts der Übersetzung sowie um eine holländische Ausgabe des *Cruydtboeck* aus dem Jahre 1618.

5 1634 – 1697/98; cf. Andreas Cleyer: *Tagebuch des Kontors zu Nagasaki auf der Insel Deshima.* Bearbeitet von Eva S. Kraft. Bonn 1985. 219 S. (Bonner Zeitschrift für Japanologie.6.)

6.Matsudaira Sadanobu 松平定信 ordered the complete translation of Dodonaeus, an enterprise which was finished in 1823, and plans were made to publish it in 1829 but these did not come to fruition. This *Ensei Dodoneusu sômoku-fu* 遠西ドドネウス草木譜 was a cooperative effort based on Ishii Shôsuke's 石井庄助 first draft, with supplements by Haguri Hi 羽栗費 (Yoshio Jôzan 吉雄常三, 1787-1843, nephew of Yoshio Gonnosuke), revised by Arai Kôjun 荒井行順 and finalised by Yoshida Seikyô 吉田正恭. The ms. as well as some printings proofs are in the possession of Waseda University.

Thanks to this information we may make a fresh attempt at putting the London ms. into a context. We saw that Yoshio Kôgyû worked on lists of plants and their identification, in the 1790's. The London ms. may be another one of his efforts, and thus we would also have an explanation why the ms. was in the possession of Yoshio Gonnosuke, son of Yoshio Kôgyû – it remained in the family. As not all varieties carry identifications we may assume that it was unfinished work when Yoshio Kôgyû passed away.

In 1823 when Siebold arrived in Japan and when the translation work was finished, this list only had a personal value for the family as a token of Kôgyû's scholarly work. So one might assume that Yoshio Gonnosuke gave this ms. to Siebold who was a keen botanist.

Transmission of the herbal to Europe

If we assume that the London ms. was finished (or at least not to be continued) in 1800, the year of Yoshio Kôgyû's death, then we can exclude Isaac Titsingh as the recipient of the gift. Titsingh would have been interested but he had left Nagasaki in 1784, and Gonnosuke would not have known him personally – he was not even born then. Another option would be Hendrik Doeff (1777-1835), until 1817 *Opperhoofd* of the Deshima factory. From his estate the herbal might have gone through several hands until it was acquired by Wellcome. But most of his collections were lost when shipped to Europe.

So the explanation that Gonnosuke gave the book to Siebold is indeed quite probable; Siebold, however, kept his collections together as he used them for his scholarly work, and today they are in the possession of the museums in Leiden and Munich, with another part in London (British Library). If Siebold had been the recipient of the gift, he might have given it to a friend or acquaintance, as it was not of immediate importance to his scholarly work. Or it stayed in the family and was sold by his sons. In this context it may be noteworthy that Heinrich von Siebold passed away on Aug. 11th, 1908, at Freudenstein Castle, near Bozen. It may be just by accident that the herbal ms. was offered at auction a few months later ...

But this is just speculation.

Brief analysis of the manuscript

The manuscript shows a number of peculiarities. While there is a consecutive numbering (from 1 to 84), there are also several pages with an alternative numbering indicating that there as a numbering sequence from 1 to 112. Whether the present manuscript is a selection from a larger one is not clear but likely. There is also the possibility that individual leaves from another manuscript were selected to be integrated in the present work.

The arrangement of the plants is largely in agreement with the alphabet.

While several leaves contain page references to the 1644 edition of Dodonaeus' herbal, Dodonaeus' names are not always used verbatim – there are additions and changes, and this accounts for the author's active efforts to incorporate additional information that he may have had at hand from other sources.

There are some orthographical features to note:

– Instead of a short line over the u – as common in Central European handwriting to distinguish u and n – the author used a mark resembling an acute which might be interpretetd as an accent.

- In some cases the author used an a-ligature which is so thin that one might read «a» for all practical purposes. It is only the general practice of offering (Latin) plant names in the genitive and the Japanese transcription which prove this peculiarity.

There is the question why these particular plants were selected from the large herbal of Dodonaeus; while the list comprises a good many food plants (like onion, celery, beets, radish, garlic etc.) there are also quite a number of well-known European herbs used in materia medica as well as a few exotic items, like henna, mechoacan, jalapa, and costus. There is no conspicuous system behind this selection.

As to the identifications of plants, the author made an effort to identify 44 out of a total of 84 items. Of these we would consider 32 as more or less correct (partly referring to East Asian species, of course), while 8 are relatively close and 4 may be egarded as erroneous (numbers 24, 55, 64, and 67). This is quite an accomplishment, taking into account the secluded position of Japan and the lack of ample material for comparison.

The editor's identifications rely heavily on Dodonaeus' own names (which were not in all cases used by the author the of the manuscript). The common reference works have been used to check and establish the East Asian identifications.

For reasons of comparison and in order to provide some background for the reader, Lonicer's herbal has been used. It goes back to 1557[6], and like Dodonaeus' herbal, went through many editions, the last one published in 1783. It was truly one of th most popular herbals. The edition used here is the one of 1679, which is close enough to Dodonaeus's 1644 edition, also features many illustrations, but mirrors a different tradition.

---

6   Kreuterbuch, New zugericht, Von allerhand Bäumen, Stauden, Hecken, Kreutern, Früchten und Gewürtzen, Eygentlicher beschreibung der Gestalt, unterscheyd der Geschlecht unnd leblicher abconterfaytung, sampt jrem natürlichen Gebrauch, Krafft und Wirckung. ... Frankfort a. M.: Christ. Egenolffs Erben 1557. – Further editions were published in 1560, 1564, 1569, 1573, 1577, 1578, 1582, 1587, 1593, 1598, 1604, 1609, 1616, 1630, 1650, 1674, 1679, 1713, 1737, 1765, 1770, 1783.

Conclusion
Altogether, the manuscript raises many questions few of which can be answered reliably. The main value of the herbal is two-fold: We get a closer insight into the process of transfer of botanical / pharmacological knowledge and we have a precious document from an outstanding person who was part of this process during a crucial phase of Japanese-Western relations.

My warmest thanks go to the Library of the Wellcome Institute, and especially its Oriental Curator, Dr. Nigel Allan, for kindly providing the photographs for the reproduction of the manuscript and encouraging its publication.

Berlin, September 2003   Hartmut Walravens

Contents of the Manuscript

47.   Mirabilis jalapa L. / Nyctaginaceae
48.   Peucedanum ostruthium Koch (Imperatoria ostruthium L.) / Umbelliferae
49.   Rumex obtusifolius L. / Polygonaceae
50.   Levisticum officinale Koch / Umbelliferae
51.   Lilium candidum L. / Liliaceae
52.   Glycyrrhiza glabra L. / Leguminosae
53.   Oxalis acetosella L. / Oxalidaceae
54.   Mandragora officinarum L. / Solanaceae
55.   Exogonium purga Benth. / Convolvulaceae
56.   Meum athamanticum Jaq. / Umbelliferae
57.   Narcissus poeticus L. / Amaryllidaceae
58.   Nymphaea alba L. / Nymphaeaceae
59.   Ononis spinosa L. / Papilionaceae
60.   Osmunda regalis L. / Osmundaceae
61.   Dianthus caryophyllus L. / Caryophyllaceae
62.   Pastinaca sativa L. / Umbelliferae
63.   Paeonia L. / Paeoniaceae
64.   Potentilla reptans L. / Rosaceae
65.   Petroselinum crispum A. W. Hill / Umbelliferae
66.   Peucedanum officinale L. / Umbelliferae
67.   Valeriana officinalis L. / Valerianaceae
68.   Pimpinella major L. / Umbelliferae
69.   Plantago major L. / Plantaginaceae
70.   Polypodium vulgare L. / Polypodiaceae
71.   Anacyclus Pyrethrum DC. / Compositae
72.   Brassica rapa L. / Cruciferae
73.   Raphanus sativus L. / Cruciferae
74.   Centaurea Rhapontica L. / Compositae
75.   Rubia tinctorum L. / Rubiaceae
76.   Sambucus nigra L. / Caprifoliaceae
77.   Orchis L. / Orchidaceae
78.   Saxifraga L. / Saxifragaceae
79.   Scorzonera hispanica L. / Compositae
80.   Urginea maritima Baker / Liliaceae
81.   Polygonatum odoratum (Mill.) Druce / Liliaceae
82.   Valeriana celtica L. / Valerianaceae
83.   Potentilla erecta Räuschel / Rosaceae
84.   Tussilago farfara L. / Compositae
[Appendix]

The Manuscript in Reproduction

The following presentation tries to give the names as exactly as possible from the manuscript. While every effort has been made to identify the plants in question it is more interesting to look at the identifications offered from the Japanese side: they are amazingly accurate, considering the situation. If we had not already made a tentative dating of the manuscript before 1800 there would be an additional argument for the completion of the herbal ms. before 1823 (Siebold's arrival in Japan) – Siebold was a good botanist, and when he started his lectures he soon assembled a circle of qualified students and got in contact with able scientists. But traces of such influences are not to be detected in the manuscript.

The following reference works have been used for the identifications:
Matsumura: Matsumura Jinzô: *Shokubutsu mei-i* 植物名彙.Revised and enlarged.
Tôkyô: Maruzen 1915. 2, 5, 3, 405, 78, 19 pp.

Read: Bernard Emms Read: *Chinese medicinal plants from the Pen ts'ao kang mu* 本草綱目 A.D.1596. 3rd edition of a botanical, chemical and pharmaceutical reference list, compiled by Bernard E. Read, Ph.D.
Peiping: Peking Natural History Bulletin 1936. XVI,389 pp. 8°
Reprint: Taipei: Southern Materials Center 1977.

Chih-wu: Chih-wu-hsüeh ta-tz'u-tien 植物學大辭典
Shanghai: Shang-wu yin-shu-kuan 1919, revised ed. 1933. 12, 1590, 48, 62, 104 pp.
Reprint s.l. s.d.

And in addition:

Da Orta: Colloquies on the simples & drugs of India. By Garcia da Orta. New edition (Lisbon, 1895) edited and annotated by the Conde de Ficalho. Translated with an introduction and index by Sir Clements Markham.
London: Henry Sotheran 1913. XXI,508 pp.

Hartwich: Die Bedeutung der Entdeckung von Amerika für die Drogenkunde. Von Dr. Carl Hartwich.
Berlin: Julius Springer 1892. 67 pp.

Hoffmann: Noms indigènes d'un choix de plantes du Japon et de la Chine, déterminés d'après les échantillons de l'herbier des Pays-Bas. Par MM. J. Hoffmann et H. Schultes.
Journal asiatique, oct.-nov. 1852,257-370

Krünitz: Öconomische Encyclopädie oder allgemeines System der Land- Haus- und Staats-Wirtschaft, in alphabetischer Ordnung. Aus dem Französischen übersetzt und mit Anmerkungen und Zusätzen vermehrt, auch nöthigen Kupfern versehen von Johann Georg Krünitz. 1-242.
Berlin: Joachim Pauli 1773-1858.

Laufer: Sino-Iranica. Chinese contributions to the history of civilization in ancient Iran. With special reference to the history of cultivated plants and products. By Berthold Laufer, Curator of Anthropology.
Chicago 1919. pp. 185-630
(Field Museum of Natural History. Anthropological Series.15,3.)
Reprint: Taipei: Ch'eng-wen 1967.

Lonicer: Kreuterbuch, künstliche Conterfeytunge der Bäume, Stauden, Hecken, Kräuter, Getreyd, Gewürtze etc. Mit eigentlicher Beschreibung, derselben Nahmen, in sechserley Sprachen, nemlich Teutsch, Griechisch, Lateinisch, Frantzösisch, Italiänisch und Hispanisch, und derselben Gestalt, natürlicher Krafft und Wirckung. Sampt vorher gesetztem und gantz außführlich beschriebenem Bericht der schönen und nützlichen Kunst zu Detilliren, wie auch Bauung der Gärten und Pflanzung der Bäume. ... Bißhero von dem Edlen, Ehrvesten und Hochgelährten Herrn Adamo Lonicero, der Artzney Doctorn und weyland Ordinario Primario Physico zu Franckfurt, zum öfftermal in offenen Druck verfertiget worden, nunmehr aber durch Petrum Uffenbachium, Med. D. und Ordinarium Physicum in Franckfurt, auf das allerfleißigste übersehen, corrigirt und verbessert, an vielen Orten augirt und vermehrt, und in acht sonderbahre Theil unterscheiden. ...
Ulm: Matthäus Wagner 1679. 750 pp., Indices

Marzell: Wörterbuch der deutschen Pflanzennamen. Bearbeitet von Heinrich Marzell. Bd 1-5.
Leipzig: S. Hirzel 1943-1979. 4°

Pomet: Der aufrichtige Materialist und Specerey-Händler oder Haupt- und allgemeine Beschreibung derer Specereyen und Materialien. Auf Befehl und Verordnung des Herrn Fagon, Königl. Frantzösischen Staats-Raths und obersten Leib-Medici in Frantzösischer Sprache nebst etlichen hundert Kupfern ausgefertiget von Peter Pomet, Spezerey-Händlern in Paris. Wegen sonderbarer Würdigkeit ins Teutsche übersetzt.

Leipzig: Johann Ludwig Gleditsch und Moritz Georg Weidmann 1717. 901 pp. +
Indices. 4°

The commentary page facing the facsimile page is arranged according to the following
order:

–   Transcription of names and Japanese comments, with added explanations if
     necessary
–   Reference to Dodonaeus' herbal (1644 edition)
–   Botanical name (from today's point of view)
–   Quotation from European sources, usually Lonicer's herbal, or Krünitz'
     encyclopedia.
–   Bibliographical references; further explanations regarding identification.

Transcriptions of Kanji are usually given in Chinese (Wade/Giles system) as they refer
mostly to traditional Chinese botanical literature.

Kruid Boek
Getrokken úyt Dodoneaús

Present van Gonnosky
[added in pencil: Dr. Gonossky's copy.]
[for the reproduction of the half-title with Yoshio's signature see p. 209.]

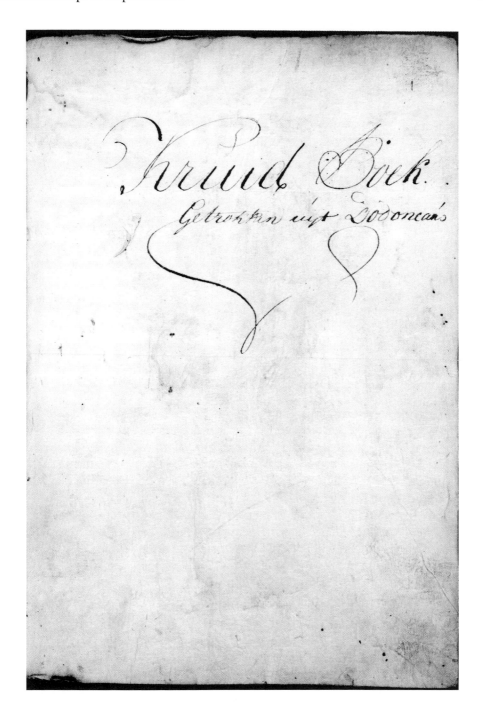

1. Acetosae

        oxalidis
        oxylapathi
        zúúring
        súrkel

アセトヲサ
ヲクサリデス
ヲクセイラパ–チ
シユ–リンキ
シユルケル

matelyken koúd

酸模 [suan-mo] Read 583: garden sorrel; *Chih-wu* 1301: Rumex acetosa (sukambo, suiba)

Dodoens 1012b: Rumex, surckel, lapathon
Botanical name: Rumex acetosa L. / Polygonaceae.
The name is derived from Latin «acetosa» – sour.
Lonicer 219
Krünitz I,256: Acetosa, Anaxyris, Lapathum sativum acetosum, Oxylapathum, Oxys, oder Oxalys; T. Sauerampfer, Ampferkraut, Süring, Sauerlamp: Fr. Oseille, Ozelle, Surelle, und von einigen auch Pareille, Parelle, oder Parience sauvage genannt. Engl. Sorrel. Schwed. syra.
Krünitz described five varieties of which the most common in Central Europe are: Der gemeine Schaf-Ampfer, Acetosa arvensis lanceolata and Der gemeine oder Wiesen-Sauerampfer, Acetosa pratensis. As to the use of Acetosa, Krünitz remarks: Alle Sorten des Sauerampfers vermindern die Wallung des Blutes. Wenn man sie unter Suppen von Kresse und Löffelkraut, welche man gegen den Scharbock anzurathen pflegt, nimmt, vermehren sie deren Wirkung.
Der sauerampfer-Saft bringet die Dintenflecke aus dem Leinenzeuge heraus. Mit Scheuersande vermengt, dienet er zur Reinigung des Glases. Mit den Blättern reibet man die neuen getäfelten Fußböden, um ihnen eine Farbe zu geben. He adds detailed information on how to use Acetosa in the preparation of food and also how to grow it.
Marzell IV,1488-1503.

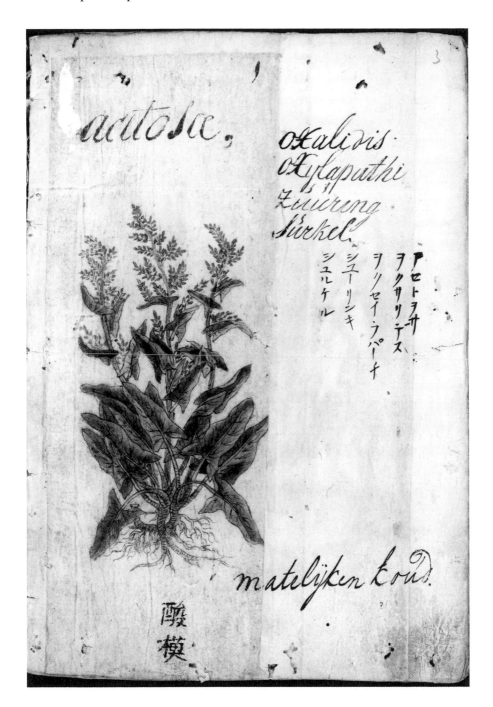

2. Acori
verdroogt En de verwarmt en den derden graed

Acori, of Calami aromatici
welriekende lis
アコ―リ
カラミアロマテ―シ
ウエルリイケンデリス
菖莆 [ch'ang-pu] Read 704: Acorus gramineus.
Chih-wu 310 lists it under pai-ch'ang 白菖, sweet flag or calamus (shôbu, ayamegu)

Dodoens 397 a + b: Acorus, Calamus aromaticus
Botanical name: Acorus calamus L. / Araceae.
Lonicer 536
Krünitz I,385-389: Acorus, Acorus verus, sive Calamus aromaticus ... T. Calmus, Kalmus, Ackermann, Ackerwurz, Ankerwurz, wohlriechende Schwerdt-Lilie. Engl. Sweet-Rush. Fr. Roseau odorant. Ist eine Wasserpflanze, welche in Ansehung der Blätter, dem Schilfe oder der Schwerdt-Lilie gleichet, deren mehrere in einer gemeinschaftlichen Scheide, Paketweise beisammen stehen. Die Wurzel ist länglicht, etwas platt, eines Fingers dick, an der äußerlichen Schale gleichsam Gliederweise abgetheilt, knöpficht, zaserig, und lieget horizontal auf dem Boden des Wassers. Wenn man die Blätter zwischen den den Fingern zerreibet, geben sie einen starken gewürzhaften Geruch; die Wurzeln aber haben eine noch weit stärkere Kraft. Die Blumen sind klein, und stehen ganz nahe, an einem einfachen, walzenförmigen, und drey bis vier Zoll langen Stengel, so daß sie eine Art von einem Kätzgen oder Schwänzgen bilden. ... Die Wurzel wird im September mit Zucker eingemacht, oder damit überzogen und candiret, und ist eine fürtreffliche Magenstärkung, und sehr gut wider die böse Luft. ... Es läßt sich auch ein guter Calmus Branntwein machen, wenn zu einem Pfunde Calmus ein halb Pfund Anis gerechnet, entweder in den Lutter gethan, und dieser damit geläutert wird. Oder man nimmt drey viertel Pfund gedörrten Calmus, und eben soviel Süßholz, beydes klar geschnitten, mit weißem Weinstein und Salz vermischt, und im übrigen mit Branntwein abgezogen, und gezuckert, wie man bei dem Anis-Branntwein zu verfahren pflegt.
Die in den Apotheken aus dem Calmus bereiteten Lattwergen, gebrannten Wasser, Spiritus und Öle, werden in der Medicin viel und nützlich gebrauchet.
Marzell I,110-113.
For the second page of the illustration see p. 210.

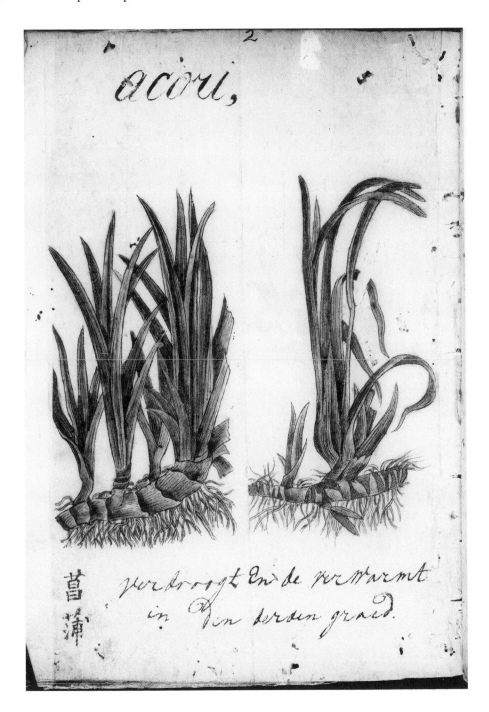

3. Alcannae
verkoelende kragt

       alkanet
       blanket

アルカンナ
アルカネト
ブランケツチト

Dodoens 1217 a above
Botanical name: Lawsonia inermis L. / Lythraceae
On Henna in China see Berthold Laufer: *Sino-Iranica,* 334-338. It is first mentioned in
Chi Han's *Nan-fang ts'ao-mu chuang*, 3rd century A.D. The name is derived from
Arabic al-Ḥinnā.
Not in Lonicer.
Krünitz I,485-486: Alcanna, Alkanna, oder Hanna, ist ein in Arabien und den
umliegenden Ländern sehr gemeines Kraut. Es wird zu Pulver gerieben, und bei
Hochzeiten oder anderen Freudenfesten aufgesetzt. Der Gebrauch ist dieser, daß man
es mit Wasser zu einem Teige macht, diesen Teig hernach mit Citronensaft, Weinessig
oder andern sauren Säften versetzet, und die Hände oder einen andern Theil des
Leibes damit bestreichet, und trocken werden läßt, alsdenn aber abreibet; da sich denn
der bestrichene Theil, nachdem der Teig stark gewesen, Pomeranzen-farbig, oder
roth, oder schwarz befindet, welches leztere in Persien das gebräuchlichste ist. Die
Weiber thun solches gemeiniglich, wenn sie sich zu Bette legen wollen, damit die
Farbe desto länger und besser wirke. Dieses Pulver ist grün, und werden ganze
Schiffe voll davon aus Ägypten und Africa verführt. Die Griechen nennen diese
Pflanze Cyprus, die Araber auch Alhenna oder Henna; und pflegen die Ägyptier aus
den Blättern ein Öl zu ziehen, welches Cyprus-Öl genannt wird, und sehr stark
riechet.
Marzell II,1215; the name is also used for Alkanna tinctoria Tausch (Boraginaceae) the
root of which contains a red dye.

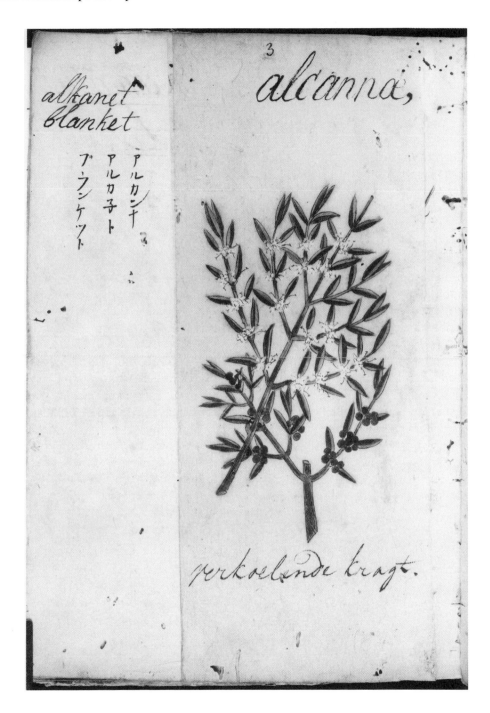

alkanet
blanket

アルカンナ
アルカチト
ブランケット

3

alcannæ,

verkoelende kragt.

4. Ally

       ally, look

アルレイ

ロ—コ

warm in den vierden graad

蒜 [suan] Read 671: Allium sativum, garlic.

Dodoens 1066: tam loock

Botanical name: Allium sativum L. / Liliaceae.

Lonicer 419

Krünitz 526-539: Allium, T. Knoblauch, Knobloch, Knuffloch, Fr. Ail, eine knolligte Pflanze, deren Knolle oder Zwiebel scharf ist, und einen starken Geruch hat. Die Blumen stellen einen Strauß vor, und sind klein. ... Es giebt drey Arten von Knoblauch, der zu den Küchengewächsen gehöret. Der erste ist der gemeine Acker- oder Feld-Knoblauch, Allium sativum ... Es ist beinahe eine allgemeine Meinung, daß der Knoblauch einer der stärksten Gegengifte und ein sicheres Bewahrungsmittel wider die Böse Luft sey. ... Er stillet die Colik oder das Bauchgrimmen, so von Winden herkommt; treibet den Gries und Harn, lindert die Steinschmerzen und wiederstehet bösartigen Säften ... Er erwärmet den Magen, und erwecket den Appetit wieder, ist auch zugleich eine Herzstärkung. ... Der Saft, wenn die Glieder damit gerieben werden, hebet die scorbutische reißende Gicht. Knoblauch den Kindern an den Hals gehängt, soll sie vor Zauberei vewahren. ... Von den Köchen wird der Knoblauch zu unterschiedlichen Gebratenem, sonderlich zu den Hammelbraten oder Schöpskeulen, gebraucht, auch zu andern Speisen genommen.

Allium sativum was indigenous to China, cf. Berthold Laufer: *Sino-Iranica,* 302-303.

Marzell I, 204-206. Not in *Chih-wu.*

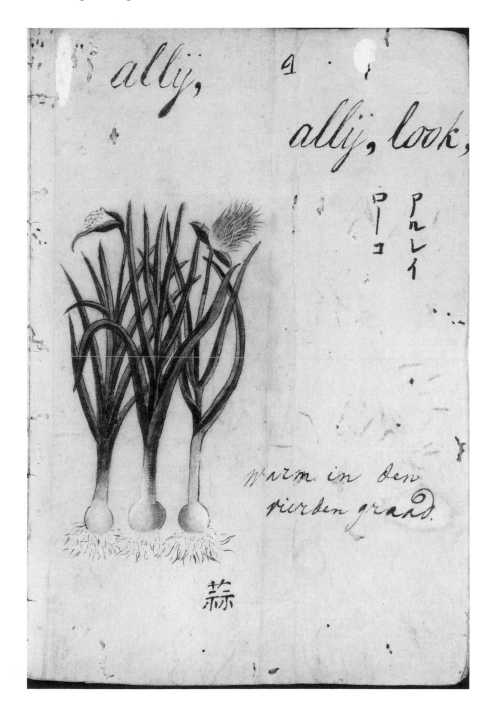

5. Althaea   1021[1]
                  ibisci
                  bismalvae
                  heems wortel [cf. German Hemstwurzel]
アルテャ
イビスシ
ビスマルハ
ヘームスウヲルテル
葵 [k'uei] Read 275: Althaea rosea, hollyhock; *Chih-wu* 1231: 蜀葵 Shu-k'uei (tachi-
aoi)

Dodoens 1021b: Witte Maloue oft Althaea
Botanical name: Althaea officinalis L.. / Malvaceae.
Lonicer 537
Krünitz I,588-595: .. Althaea vulgaris ... Althaea, s. Bismalva, Althea, Abiscus,
Ebiscus, Hibiscus, ... T. Althe, Althee, Eibischkraut, Eibischwurz, Ibisch,
Ibischpappel, Ibischwurz, Heilwurz, Hemisch, Hülfswurz, weiße Pappel,
Wildpappel. Fr. Guimauve ordinaire. ... Die Benennung Althea, hat diese Pflanze aus
dem Griechischen, von álthos, welches soviel heißt als medela, medicamentum, ein
Hülfsmittel ... In den Apotheken gebrauchte man die Blätter, Saamen und Wurzel,
und werden die Blätter mit unter die 5 *emollientes* gerechnet. Die Wurzel und Blätter
besänftigen alle scharfe Feuchtigkeiten im Leibe; versüßen das Geblüt, lindern und
mindern allerlei Schmerzen; zertheilen, erweichen und zeitigen allerlei Geschwüre,
Geschwulsten und Beulen; dienen wider böser Fliegen und Spinnen Stiche; schaffen
großen Nutzen in Brust- und Lungen-Krankheiten, wie auch in Nieren- und Blasen-
Beschwerungen. Die Wurzel, in Wasser gesotten und getrunken, stillet die rothe
Ruhr, heilet die verwundeten und abgeschärften Därme, so von der Ruhr und andern
Reißen im Leibe zernaget und versehret worden; in Honigwasser gesotten, heilet sie
die Gebrechen der Lungen und Brust. ... In den Apotheken hat man auch das
gebrannte Wasser, das Extractum, den Spiritum, Syrupum de Althaea, die Trochiscos
de Althaea, und das Unguentum de Althaea simplex und compositum ...
Marzell I,229-232.

---

1   Reference to Dodoens herbal, edition of 1644.

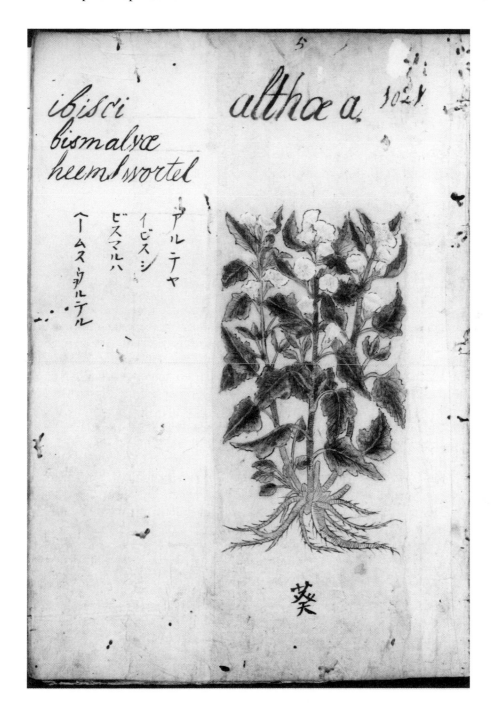

6. Angelica

> angelicae
> angelika
> wortel
> engel wortel

アンゲリカ
アンゲリカウヲルテル
エンゲルウヲルテル
白芷 [pai-chih] Read 207: Angelica anomala, Angelica

Dodoens 511a: Wilde Angelica oft Kleyne Angelica.
Dodoens 1616: 318 above
Botanical name: Angelica silvestris L. / Umbelliferae (Read 211: 羌活 ch'iang-huo;
not in *Chih-wu*)
Lonicer 469
Krünitz II.1773,115-125: Angelica, Fr. Angelique, T. Angelik, Engel-Wurz, Brust-
Wurz, Luft-Wurz. Die gemeine Angelik, welche in den Gärten zum Gebrauch in der
Arzenei gezogen wird, ist die sogenannte Garten-Angelik, Angelica sativa ... Sie wird
zwei bis drei Fuß hoch. Sie bekommt von unten zwei zween Stängel, von einer
röthlichen Farbe, sonderlich von unten, knotigt und hohl, mit vielen Höhlungen und
Seitenblättern. Ihre Blätter hangen hin und wieder an langen Stielen; sie sind rund
herum gezackt, von einer braunen oder dunkelgrünen Farbe. Es ist dieses eine
Dolden-tragende Pflanze. Die größere Dolde ist aus verschiedenen kleinern
zusammengesetzt ... Die Angelik tilget auch die kalten Fieber, stärket den Magen, und
hilft verdauen; zertheilet das geronnene Geblüth im Leibe, und alle innerliche
Geschwulst, dämpfet die Blähungen des Leibes, stillet das tröpflichte Harnen und
Harnwinde, tödtet die Würme; ist in Mutterkrankheiten mit Grimmen dienlich,
befördert die monathliche Reinigung und Geburt, mildert die Nachwehen, wenn man
sie mit Zittwerwurzel in warmen Wein giebt; räumet die Brust, vertreibet den kalten
und feuchten Husten, das Keichen und die Engbrüstigkeit, und verzehret alle böse
Feuchtigkeit, deshalb sie auch Luft- oder Brustwurzel, Radix pectoraria, genannt
wird. ...
Marzell I,307-312. The garden angelica is Archangelica officinalis Hoffm. (Marzell
I,372-374).

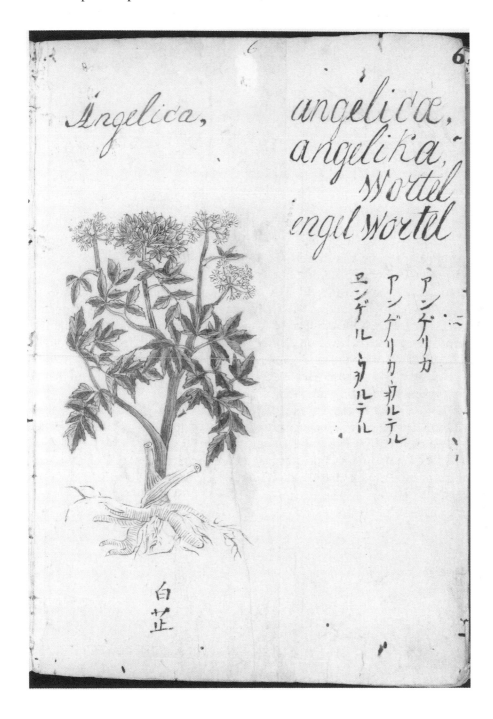

Angelica,

angelicæ,
angelika,
wortel
engel wortel

アンゲリカ
アンゲリカ、ヲルテル
エンゲル、ヲルテル

白芷

7. Apij   1087[2]
                Júffroúw mark
                wortel

アペイ
ユフフロウマルクウヲルテル

Dodoens 1087: Eppe of Juffrouw-merck. Palustre Apium.
Dodoens 1616, 695
Botanical name: Apium graveolens L. / Umbelliferae
Vgl. Read 213 [chin] 堇 Apium graveolens (celery); *Chih-wu* 511: 和蘭鴨兒堇
Ho-lan ya-erh chin.
Lonicer 486
Krünitz II.1773,284-288: Apium, ... Apium palustre ... Apium officinarum ... Fr.
Api oder Ache, Ache des marais. T.. Eppich, Appich, Bauren-Eppich, gemeiner
Eppich, Wasser-Eppich, wilder Eppich, Epff, Epte, brauner Peterlein, Wasser-
Peterlein, Merck, Äppich-Merck, Wasser-Merck, Jungfrauen-Merck, Selino, Zeller,
wilder Selleri, Hepfen, Hupfen, Wasser-Morellen. Die Wurzel ist fleischig, lang, von
mittelmäßiger Dicke, weiß, voll Fasern, von einem ziemlich süßlichen Geschmack und
angenehmen Geruch. ... Dieses Kraut treibet verschiedene astige Stängel, welche an
zwei Schuh hoch werden, dick, gestreift, hohl, rippigt, und hin und wieder mit
Blättern besetzt und rings umher umgeben sind, welche denen unmittelbar an der
Wurzel herauskommenden ziemlich gleich aussehen. ...
Dieses Gewächs führet viel Sal essentiale, Öl und Feuchtigkeit. Die Wurzel wird in
den Apotheken unter die fünf eröffnenden, der Saame aber unter die vier kleinen
erwärmenden, gezählet. Beide werden meistens in Verstopfung der Leber und Milz
gebraucht. Sie wärmen und trocknen, saubern und verdünnen, treiben den Harn und
Stein, befördern die monathliche Reinigung, vertreiben die Fieber, Gelb- und
Wassersucht ...
Marzell I,354-357: Sellerie.

---

2   Reference to Dodoens herbal, edition of 1644.

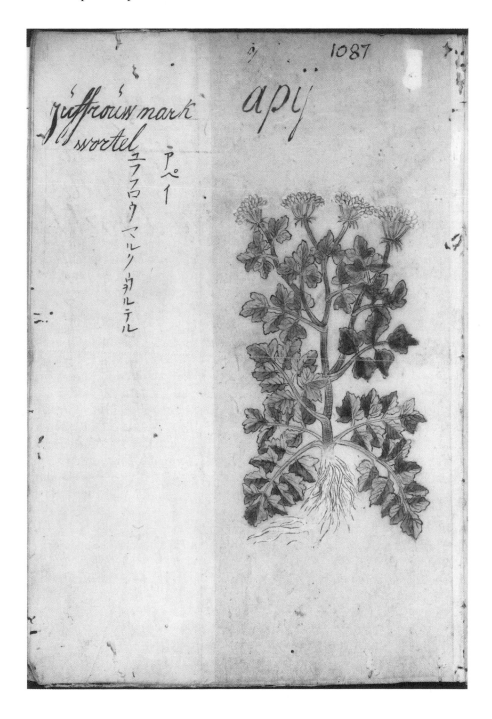

8. Ari

ari

kalfsvoeten [Marzell I,450]

アリイ

カルフスフウト

Dodoens 528b: Arum

Dodoens 1616, 328

Botanical name: Arum maculatum L. / Araceae.

Lonicer 427

Krünitz II.1773,466-480: Arum, Aron ... Fr. Aron, Cheval-Bayard, Chevalet, Chou à la Serpente, Contre-feu ... Engl. Wake Robin, oder Cuckow Pint. T. Aron, Aronwurz, Aronstab, Fieberwurzel, Teutscher Ingwer, Kalbfuß, Magenwurzel, Pfaffenpint, Zehrwurz. Die Blume hat eine längliche Scheide, welche wie ein Esels-Ohr gestalltet, unten zugeschlossen, in der Mitte zusammengedrückt, und inwendig gefärbt ist. Sie hat einen einzelnen Stängel, Lat. Spadix, der oben auf dem Gipfel wie eine Käule gestalltet, und kürzer ist, als die Scheide, auf welcher die Eierstöcke befindlich sind. ...Diese [Wirkung der Wurzel] ist ... eröffnend, zertheilend, reinigend, und die Säure dämpfend, befunden worden. Sie kann deswegen in sehr vielerlei Krankheiten mit Nutzen gebraucht werden; doch verdienet sie in denenjenigen, die von zähem Schleim und daher rührenden Verstopfungen entspringen, am meisten Lob; wie sie denn in kalten, sonderlich Quartan-Fiebern, Engbrüstigkeit, Bleichsucht, Auszehrung von verstopften Drüsen, und Zertheilung des vom Fallen oder Schlagen geronnenen Gebllüts, sich vorzüglich wirksam bewiesen hat; auch leistet sie sehr gute Hülfe bei sauern und schleimigten Unreinigkeiten des Magens, als worinn sie eine doppelte Wirkung hat ... In der Wundarznei verdient diese Pflanze, besonders die frische Wurzel davon, unter den Reinigungsmitteln alter Schäden und Geschwüre ebenfalls eine Stelle; ... In der Haushaltung thut die Aronwurz ebenfalls unterschiedene Dienste. Das Pulver unter die Seife gemischt,. macht ein schön Angesicht, und reine weiße Wäsche. ... Aus den rothen Beeren kann, wie aus den Weintrauben, ein Saft oder Most gepreßt und zu Wein gemacht werden ...

Cf. Colocasia antiquorum Schott = Arum esculentum L. (Taro) cf. Read 110: [yü] 芋

Marzell I,443-454.

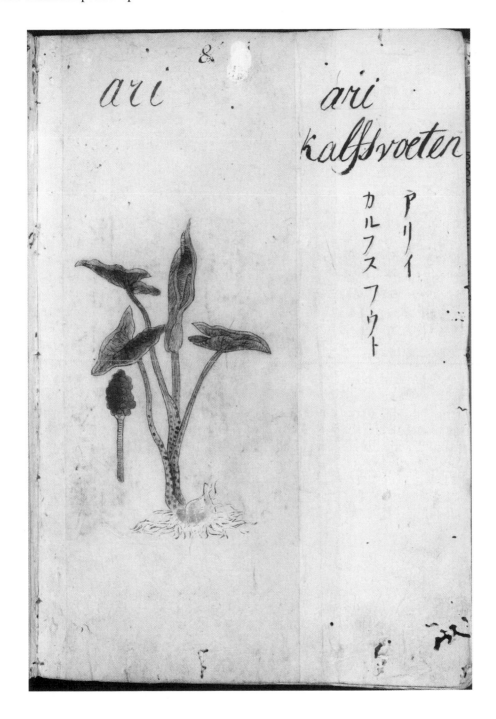

9. Aristolochiae cavae   526[3]
     aristolochiae
     cavae
     holwortel

アリストロギヤカハ
ホルウヲルテル
延胡索 [yen-hu-so] Read 487: Corydalis ambigua Cham. et Sch.

Dodoens 526b: Groote Hool-wortele oft Radix cava
Dodoens 1616, 327a
Botanical name: Aristolochia rotunda L. / Aristolochiaceae.
Lonicer 299: Holwurtz
Krünitz II.1773,392-400: Aristolochia, Radix cava, Fr. Aristoloche, Foterle, oder
Foterne, Engl. Birthwort, T. Oster-Lucei, Oster-Luzei, Biberwurz, Hohlwurz. ...
In der Haushaltung hat die Osterlucei keinen Nutzen, desto mehr in der Arzenei; doch
ist es auch nur die Wurzel allein, und zwar von der rechten, langen, runden, die
daselbst genutzt wird. Sie gehört mit unter diejenigen Pflanzen, denen die Alten ein
sehr großes Lob, wegen ihrer dem Gift widerstehenden Eigenschaften, beilegten. Sie
wird daher mit zum Theriac gebraucht, und ist vom Apulejus dermaßen erhoben
worden, daß er von ihr zu sagen pflegte, es könne kein Medicus ohne sie jemahls eine
glückliche Cur verrichten. ... Es bleibt also der hauptsächlichste und größte Nutzen,
den uns diese Pflanze darreichet, der Wundarznei gewidmet, denn hierselbst ist zur
Reinigung und Heilung innerlicher und äußerlicher Geschwüre, Wunden und
eingewurzelter offener, flüßiger Schäden, sonderlich an heimlichen Orten, nicht leicht
ein besseres Mittel zu finden. Es widerstehet, als ein Pulver eingestreut, der Fäulnis
aufs kräftigste, trocknet und heilet zugleich. ...
Marzell I,389: Holwortel originally refers to Corydalis cava which has a hollow root
and was the transferred to Aristolochia rotunda.
Species not in Read; cf. Read 585: Aristolochia debilis S. et Z. 馬兜鈴 ma-tou-ling.

---

3   Reference to Dodoens herbal, edition of 1644.

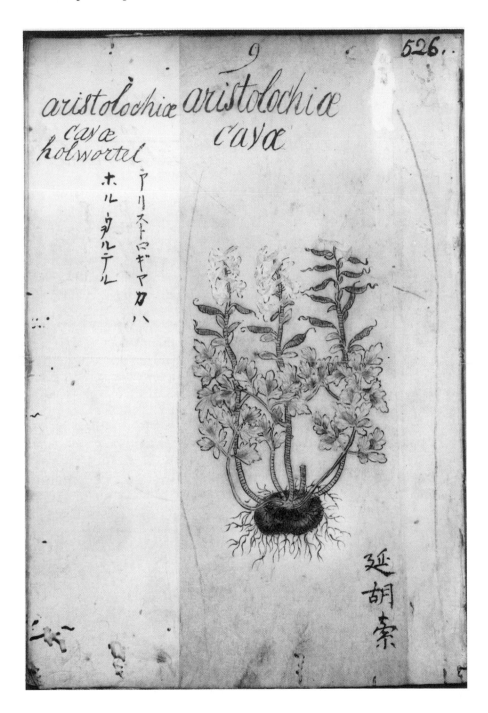

10. Asari   580[4]
                     mans oor [Marzell I,459]
アサリイ
マンスヲール
杜衡 [tu-heng] Read 586: Asarum Blumei Duch.; *Chih-wu* 459: kan-aoi.

Dodoens 580b
Lonicer 288: Haselwurtz
Botanical name: Asarum europaeum L. / Aristolochiaceae.
The name is derived from Greek ásaron - unramified.
Krünitz II.1773,493-498: Asarum, Azarum .... Fr. Cabaret, Girard Roussin, Nard
fauvage, Oreille d'homme ... T. Haselwurz, Hasselwurz, wilder Nardus, Weihrauch-
Kraut, Hasenöhrlein, Mausöhrlein. ... Die gemeine Haselwurz ... hat eine dünne,
lange, kriechende, eckige, knotige, braune oder aschgraue Wurzel, welche an den
Knoten mit Zasern versehen ist, bitter und aromatisch schmeckt, und von einem
widerlichen Geruch ist. Aus derselben kommt ein schwacher und kurzer Stängel,
dessen Ende lange cylindrische, rauche und grünliche Stielchen hervortreibt, an deren
jedem ein bitteres, breites, ziemlich vestes, etwas eckiges und wellenförmiges, in eine
stumpfe Spitze sich endigendes, an seinem Untertheile in zwei große Ohren
ausgeschweiftes, oben und unten glänzendes, auf der obern Fläche dunkel- und der
untern hingegen mehr hell-grünes Blatt sitzet, welches, seiner Länge nach, durch eine
sehr merkliche Rippe abgesondert ist. Es lieget sehr niedrig, und ist beständig grün.
... Wenn die Hasen und andere wilde Thiere sich übel befinden, so fressen sie
Haselwurz, und werden dadurch curirt. ...
Die ganze Pflanze ist sehr scharf, so daß sie der Aronswurz im geringsten nichts
nachgiebt. Die Wurzel wird zur Arzenei gebraucht. ... Sie eröffnet die verstopfte
Leber, Milz, Gallenblase und Gekrös-Äderlein, und reiniget den Leib von allen bösen
Feuchtigkeiten. .. Sie zertheilet ferner den zähen Schleim der Lungen, vertreibet das
Keichen und Husten, und stärket das Gehör. Sie vermag viel in gelb- und
Wassersucht, in den Gliederkrankheiten, drei- und viertägigen Fiebern ...
Marzell I,457-463.

---

4   Reference to Dodoens herbal, edition of 1644.

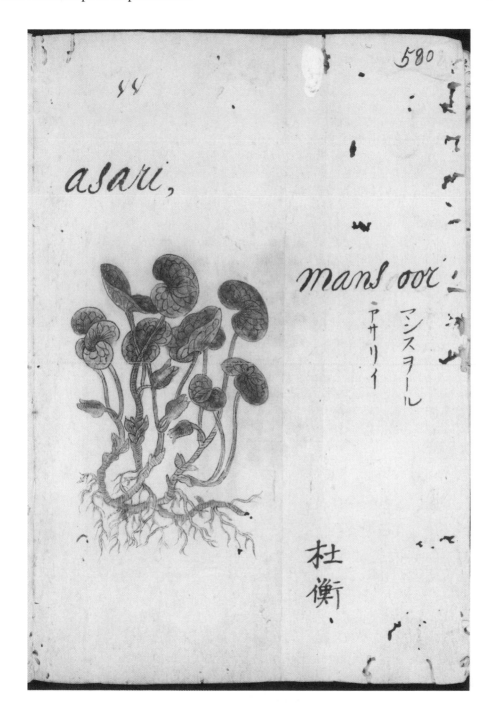

asari,

manſ oor:

マンスヲール
アサリイ

杜
衡、

11. venigriek [alt.[5] 10]
[no transliteration]

[fenugreek, Japanese: *koroha.*]
Chih-wu 679: Trigonella foenugraecum L.
Read 412: [hu-lu-pa] 胡盧巴 [i.e. Arabic hulba]
Botanical name: Trigonella foenum-graecum L. / Leguminosae.
Lonicer 253: Fenugrec oder Bockshorn / Foenum graecum. Das zame Bockshorn /
oder das Fenugrec / ist ein großer feister Klee / hat runde Stengel / mit vielen neben
Kleeblätlin besetzt / blühet weiß an den Zweiglin / darauß wachsen spitzige krumme
Schoten / je zwo neben einander / wie Bockshörner / mit viereckichtem gelben Samen
gefüllt. Verdirbt bald / muß derowegen sonderlich in Gärten gezielet werden ...
Krafft und Wirckung: Der Same ist hitzig im Ende deß ersten Grads / und trocken im
ersten. Seine Tugend und Krafft ist / innen und außen den Leib zu weichen und zu
sänfftigen.
Bockshorn / mische es mit Eyerdotter / und legs darauff.
Das Kraut gekocht / und über die Eyßen gelegt / zeitiget sie.
Diß Kraut fünffzehen Tag in Wein und Öl gebeist / darnach gesotten / durch ein Tuch
gesihen / und mit ein wenig Wachs zu einer Salben gemacht / auch Meel von
Bockshorn darunter gethan / Ist die beste Salbe / Geschwer damit zu erweichen.
Diese Salb auf Geschwulst geschmiert / nimt sie hinweg. ...
On the introduction into China (first mentioned in the *Chia-yu pen-ts'ao* (1056-1064))
see Berthold Laufer: *Sino-Iranica*, 446-447.
Marzell IV,802-806: Bockshornklee.

---

5   «alt.» refers to the alternative numbering of the fascicle; see preface.

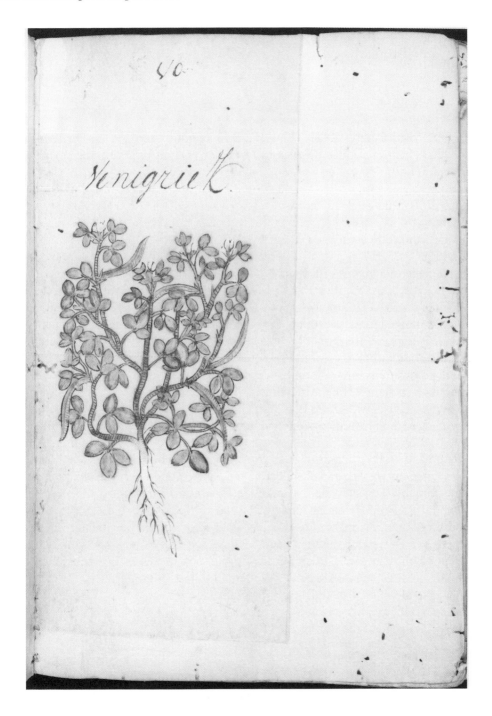

12. Asparagi
        aspargies

アスパルギ
アスパルギ―ス
テンモンドウ
天門冬 [t'ien-men-tung] Read 676: Asparagus lucidus Lindl.; *Chih-wu* 167: kusa-sugi-kazura.
[Tenmondô.]

Dodoens 1100: Tamme asperges
1100b: Eerste wilde asperges
1101a: Tweede wilde asperges
Lonicer 318
Botanical name: Asparagus officinalis L. / Liliaceae.
Krünitz II.1773,530-566: Asparagus ... Fr. Asperge, T. Spargel, Sparghen, Sparges, oder Asparagen, und Corallen-Kraut ... Der Spargel ist unter allen Küchenfrüchten diejenige, welche die meisten guten Eigenschaften hat. Er ist gesund, angenehm von Geschmack, und die Begierde, welche jedermann darnach hat, macht ihm schon Ruhm genug; er ist überdies nutzbar, giebt während 3 Monaten überflüßig viel, und erfordert keine mühsame Wartung. Gewiß, wir haben kein Küchengewächs, bei welchem man so viele Vortheile beisammen findet.
Was den medicinischen Nutzen des Spargels betrifft, so gehöret die Wurzel unter die Zahl der sogenannten fünf großen eröffnenden Wurzeln, welche man in Ptisanen, Decocten und eröffnenden Brühen gebrauchet. Man nimmt dazu die wilde, wenn man sie finden kann, vorzüglich dazu, weil man sie kräftiger befunden hat. Man bedienet sich bisweilen auch des Saamens, aber selten. Diejenigen aber, welche zum Griese geneigt sind, müssen sich deren enthalten, weil sie das Harnsalz in den Nieren allzusehr auflöset und absondert, und weil, wenn einige fremde Säure durch die ersten Wege dazu kommt, eine Coagulation entstehet. ... Er enthält ein flüchtiges Salz, das sich durch seinen Geruch deutlich genug offenbaret, und es weiß jedermann, daß er dem Urin einen widrigen Geruch mittheilet. Wenn man dieses Gestanks überhoben seyn will, so mus man entweder mit dem Spargel oder hernach, Citronensaft genießen, welcher dieses flüchtige kalische Salz dämpfet; ...
Marzell I,463-466.
For the second page of the illustration see p. 211.

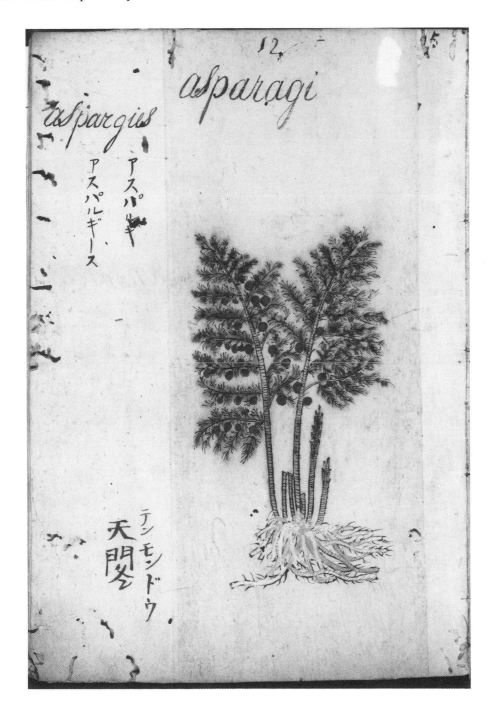

13. Bardanae
        lappae
        maj
        klissen
バルダナ
ラプパマイ
キリスセン
牛蒡 [niu-pang] Read 2: Arctium lappa, great burdock
ゴバウ *[Chih-wu* 239]

Dodoens 48b: Groot klissen-cruydt
Botanical name: Arctium Lappa L. / Compositae.
Lonicer 181: Groß Kletten / Personata ... in Officinis, Lappa major, vulgò Bardana ...
Klettenkraut hat schwartzgrüne lange breite Blätter / an der Seiten gegen der Erden
Aschenfarb. Die Frucht und Klettenknöpff bekommen viel geborne Häcklin / damit
sichs anhenckt / Blühet schön liechtbraun roth / wie Disteln / der Saame ist lang /
graufarb / die Wurtzel strack / lang / außen schwartz / inwendig weiß / eines bittern
Geschmacks. Ihrer sind vielerley / alle gar nahe einer Natur / In- und außerhalb des
Leibs zu gebrauchen.
Krafft und Wirckung: Die grüne Blätter adstringieren / oder ziehen zusammen / sehr
nützlich zu alten Schäden / über gelegt / löschen die Hitz / miltern den schmertzen. Ist
auch gut zu verruckten Gliedern und Beinbrüchen.
Der Safft von der großen Kletten / mit Nußöl / und Terpentin gesotten / jedes gleich
viel / darnach durch ein Tuch gesiegen mit deß Pulvers von Weinstein / ein drittheil so
viel als der ersten Stück vermischt / und zu einer Salben gemacht / und die Außsätzige
Haut damit geschmiret / macht dieselbige glat und schön.
Die mit Wein gesotten / und gestoßen / ein Pflaster darvon gemacht benimt die
Geschwulst deß Miltzes. ....
Krünitz *sub* Kletten
Marzell I,374-383: Große Klette.

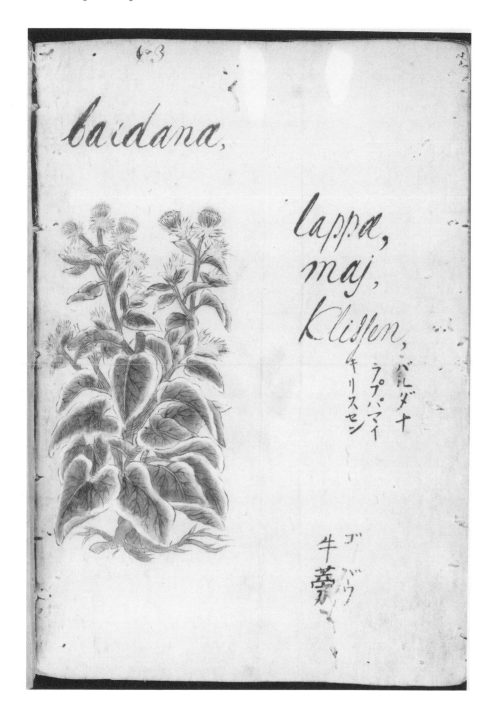

bardana,

lappa,
maj,
Klissen,

バルダナ
ラッパマイ
キリスセン

ゴ　バゥ
牛蒡

14. Bistorta   [alt. 17]
              herts tong   [Marzell III,910]
ビストルタ
ヘルツトンゴ
拳参イブキトラノオ
[ch'üan-shen] Read 568: Polygonum bistorta, snake-weed
Chih-wu 767
根似タリ海老
エビ
海蝦
葉如羊蹄
ギシギシ [*Chih-wu* 407: Rumex japonicus Meisn.]

Dodoens 536b: Natterwurz
Botanical name: Polygonum bistorta L. / Polygonaceae.
Bistorta «twice turned» refers to the root.
Lonicer 244: Naterwurtz / Serpentaria. .... Naterwurtz ist zweyerley Geschlecht /
nemlich das Männlin und Weiblin / das Männlin wird Bistorta genannt / das Weiblin
Vulgò Colubrina. Ital. Bistorte. Beyder Wurtzeln seyn wie ein Wurm / knöpfficht /
außwendig schwartz und haaricht / inwendig braunroth / eines rauhen Geschmacks /
wie die Eicheln / die Blätter seynd den Grindwurtzblättern gleich / krauß herum
gebogen / schwartzgrün / am Undertheil blaugrün / der Stengel ist rund / hat spitzige
Blätlin / am Gipffel kolbichte Ähren / mit leibfarben Blümlin getrungen.
Krafft und Wirckung: Naterwurtz gepülvert / und mit Eyern genossen / ist gut für den
keichenden / sänfftiget die Brust / reiniget die Lung / und vertreibt den Husten.
Naterwurtzsafft ist warm in die Ohren gelassen / benimmt das saussen in denselbigen.
Die Wurtzel in Wasser gesotten / damit die außsätzige Haut gewaschen / reiniget sie.
Naterwurtz gestoßen / und auf die zerknirschten Glieder gelegt / hilfft ihnen zur
Heilung. ...
Krünitz *sub* Natterwurz.
Marzell III,907-918: Nattern-Knöterich.

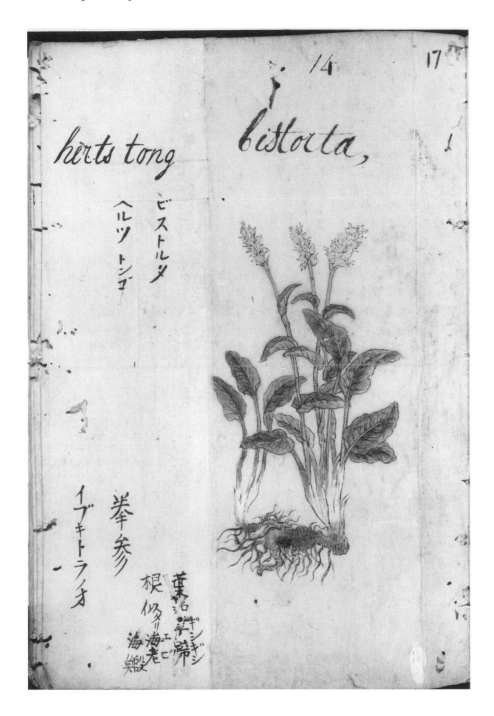

herts tong

bistorta,

ビストルメ

ヘルツ　トンゴ

拳参

イブキトラノオ

葉治ゲンギシ羊蹄

根似タリエビ海老

海殻

15. Brúsci

       rúsci

       Steckende palm [points to Ilex aquifolium]

ブロスシ

リユスシ

ステーケンデパルム

Dodoens 1165: Hippoglossum

Botanical name: Ruscus aculetus L. / Liliaceae.

Dodoens' name Hippoglossum would point to Ruscus hypoglossum L. (Zungen-Mäusedorn), however, which is without thorns. See Marzell IV,1545-1546. The name is derived from Greek hypo «under» (not «the horse») «weil die Blüten unter einem zungenförmigen Hochblättchen auf dem Phyllokladium stehen» (Marzell 1545).

Lonicer 203: Mäußdorn / Ruscus. ... Officinis Bruscus ... Er wächst gern an tunckeln schattichten rauhen und jähen Orten / und etwann auch an den Zäunen. Das Laub ist allerdings wie der Heydelbeerstauden / allein daß sie die scharffe Dörnlin an den Spitzen der Blätter haben. Wird nicht fast hoch / bekompt zu seiner Zeit zwischen den Stengeln und Blättern schöne rothe Corallenbeerlin / die haben inwendig einen harten Saamen / wie Horn / welcher Saame wol etwann drey Jahr in der Erden ligt ehe er keimt. Die Wurtzel ist schlecht und lang / am Geschmack fast bitter.

Krafft und Wirckung: Mäußdorn / Saamen und Blätter / werden gebraucht für den Stein / Harnwind / und der Weiber Zeit.

Sie vertreiben auch die Geelsucht / und das Hauptwehe / mit Wein gesotten / und getruncken.

Seine jungen zarten Dolden werden auch zur Speiß bereitet / gleich wie die Spargen.

Die Weiber wissen den Mäußdorn in der Küchen zu gebrauchen / machen Kehrbesen darauß. Hencken ihn auch bey das Fleisch / dann er vertreibt und hält mit seiner scheußlichen Gestalt die Fledermäuß darvon ab.

Marzell IV,1542-1545: Stechender Mäusedorn; not in Read.

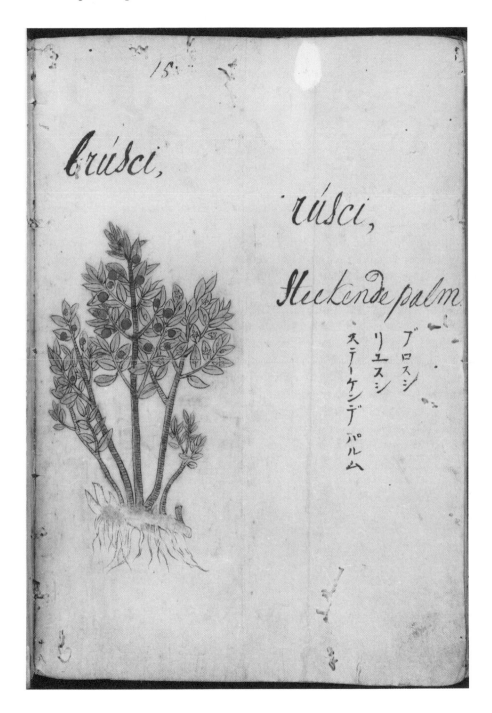

15

brusci,

rusci,

Steekende palm.

ブ ロス シ
リ ユス シ
ス テーケ ン デ
パ ル ム

16. Bryoniae [alt. 19]
          wilde wijngaert [Marzell 684]
ブレイヨ—ニヤ
ウイルデウエインガ—ルト
ガネブ類 Chih-wu 1108: Vitis Coignetiae Pull.«a kind of ganebu»
Cf. Read 283: [tzu-ko] 紫葛

Dodoens 655: Witte Bryonie
Botanical name: Bryonia alba L. / Solanaceae.
Lonicer 439: Stickwurtz / Bryonia. Stickwurtz / heißt auch Hundskürbiß / Gichtwurtz
/ Hundswurtz / Scheißwurtz / Ragwurtzel / Römisch Rüben / Zaunrüben / wilder
Zitwan / Teuffelskirschen / und weiß Weinreb ...
Stickwurtz wächst bald groß / hencket sich an / was es erreichen mag / als Hopffen
bindet sich mit einem Fädenlin / wie Kürbs / oder Reben / die Blätter werden rauh /
eckicht / und groß Aschfarb / gleich dem Coloquinten / blühet weiß im Mayen / fast
wie gemeiner Nachtschattenblümlin / darauß werden viel runde grüne Beerlin / wann
sie zeitigen / gantz Corallen roth / eines übelen bösen Geruchs / hat einen groß
ungeheure stinckende Wurtzel / einer außtreibenden Natur / purgirt innen / reiniget von
außen die Haut / öffnet die Geschwer / ist warmer und trockener Natur. Die
Landfahrer schneiden Bilder darauß / verkaufens für Alraun.
Krafft und Wirckung: Die Wurtzel vertreibt Schlangen und Kröten / legs in das Feur /
brats gleich als eine Rübe / schneids zu Stücken / so gibts es einen Dampf und Geruch
von sich / welche Schlang oder Kröte den Rauch reucht / stirbt zu hand darvon / oder
wo vergiffte Thier seyn / so bleiben sie nicht an der statt.
Dieser Rauch thut den Menschen wehe / er habe dann vorhin Rauten gessen / wem
seine Füß von bösen Blatern versehret weren / der siede diß Kraut in Wasser / und
gieße dann das Wasser ab / legs Kraut also warm auf die versehrte Ort / und bähe die
Füß damit / es heilet. ...
Marzell I,683-692: Schwarze Zaunrübe refers to the old name Vitis alba, in contrast to
Vitis nigra (Tamus comm.). Not in Read.

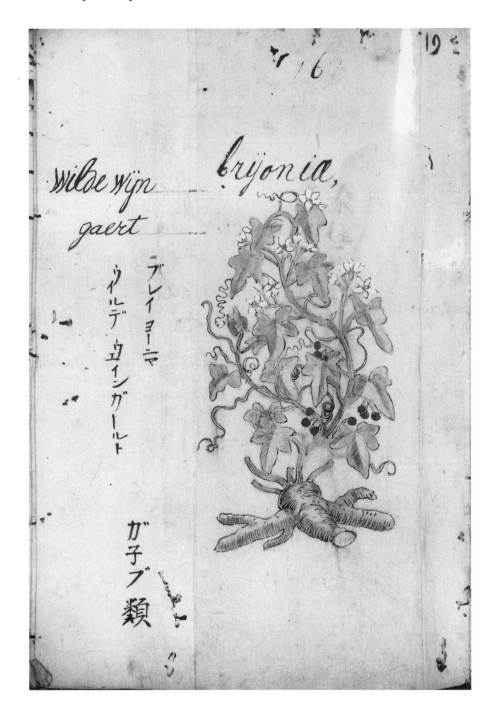

17. Capparis

       kapper-
       wortel

カプパリス
カツプルウヲルテル

Dodoens 1168: Cappers
Botanical name: Capparis spinosa L. / Capparaceae.
Lonicer 106: Cappern / Capres / Capparis. ... Wächst gern an trucknen Orten / ist mit
gar geringer Bauung zu frieden / wächst auch ohn alle Wartung. Es ist ein stachlechter
Staud / wie er vom Discoride beschrieben wird / breitet sich das mehrer Theil in die
Ründe auf dem Erdreich auß / hat krumme Dorn / wie die Bremen / die Blätter
vergleichen sich den Quittenblättern / und seynd rund. Die Frucht ist gleich den Oliven
/ welche / wenn sie sich aufthut / ein weiß wolriechend Rößlin bringt / und wann
dasselbige abfällt / bleibt eine lange Eichel / voller Körnlin übrig. Die Wurtzel ist
schwartz / holzicht und fladert weit. Die Rinde rotlecht und fest. ...
Natur und Wirckung: Capres sind warm und trucken / sonderlich aber seine Wurtzel.
Krafft und Wirckung: Capres rohe gessen / schaden dem Magen / sollen derhalben
zuvor in Wasser gequellet / mir Essig und Öl genossen werden.
Capressamen getruncken / ist gut wider Hüfftweh / Gicht / Lähme / Schlag / Krampff
und Brüch / reiniget das Haupt / und befördert den Frauen ihre Monatliche Blum.
Der Same in Essig gesotten / darmit den Mund gewaschen / lindert das Zahnweh.
Zu diesem allem ist die gedörrte Caprenwurtzel auch gut / und säubert die alte
Geschwer. ...
Marzell I,787-788: Kapernstrauch. Not in Read nor *Chih-wu*.

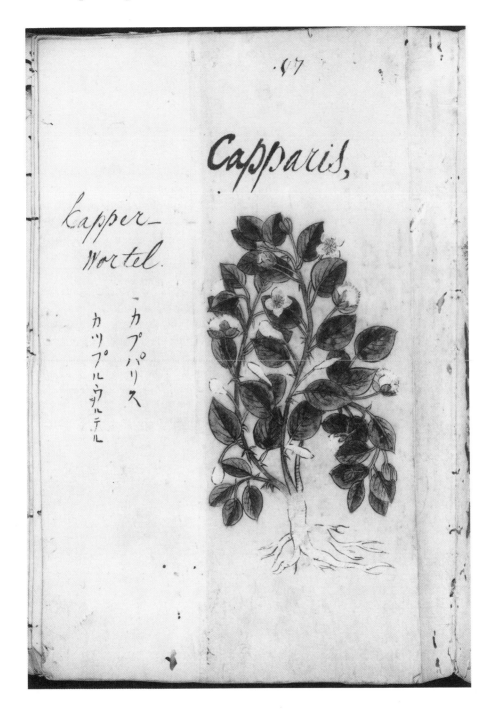

18. Cardúi

      benedicti
      gesegende distel

カルドイ
ベネデキシ
ゲセゲンデデストル

Dodoens 1154: Cardo benedictus
Botanical name: Cnicus benedictus L. (Centaurea benedicta L.) / Compositae.
Lonicer 186: Cardobenedict / Acanthium. ... Bornwurtz ist ein feister Stengel / gleich der Gänßdistel / mit harten krausen Blättern / hat am Stengel viel Disteln / blühet gelb / wächst gern in feißten Gärten.
Krafft und Wirckung: Dieses Krauts Natur ist die verstopfften Glieder im Leib / eröffnen / durchtringt / und macht wol harnen. Das Kraut gessen / heilet alles Hauptweh / Lungenweh / und macht ein gut Gehör. In der Speiß gebraucht / bewahret es den Menschen / vorm großen Hauptweh / welches über die Augen wütet / vertreibt den Schwindel / macht ein gut Gedächtnuß / bringt das verlohren Gehör wieder / schärffet die Sinnen / stärcket das Hirn und Gesicht / nicht allein wann mans isset / sondern auch die Augen damit gesalbet. Und wann man den Safft nicht haben mag / so netze man das gedörrte Pulver oder Kraut in Wasser / und wasche mit dem Wasser die Augen. ....
Krünitz *sub* Carduus benedictus.
Marzell I,1062-1065: Benediktendistel. Not in Read nor *Chih-wu*.

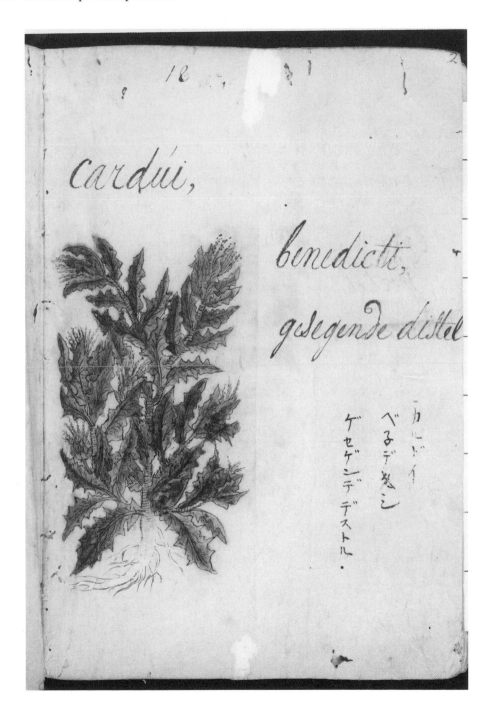

19. Carlinae   [alt. 23]
                Ever wortel
カルリイナ
エフルウヲルトル

Dodoens 1137: Eerste oft groote Carline
Botanical name: Carlina acaulis L. / Compositae.
Lonicer 184: Eberwurtz / Chamaeleon. ... Gall. Carline. ... Eberwurtz ist ein
Distelkraut / der großen Säudistel ähnlich / mit großen stachlichten Blättern. Blühet in
dem Heumonat und Augstmonat / hat ein stachlichte bleichfarbe Blum / innwendig
schwefelgeel. Ist zweyerley Geschlecht. Hat ein schwartze röthlichte runde lange
Wurtzel / innwendig aufgerissen und zernaget. ...
Krafft und Wirckung: Der gepülverte Eberwurtz / ein Quintlein mit Wein eingeben / ist
gut für die Pestilentz. Man giebt auch dem Viehe und Säuen / wann der Schelm oder
Sterben darunter kommen ist.
Etliche pflegen diese Wurtzel in die Säutrög zu nageln / daß die Säu oder Schwein
stäts darüber essen und trincken. ...
Eberwurtz in Essig gesotten / sich damit gewaschen / reiniget die Räude / Zittrüsen /
und alle Unsauberkeit der Haut. Ist auch gut für Zahnwehe. ...
Marzell I,840-847: Große Eberwurz. Not in Read nor *Chih-wu*.

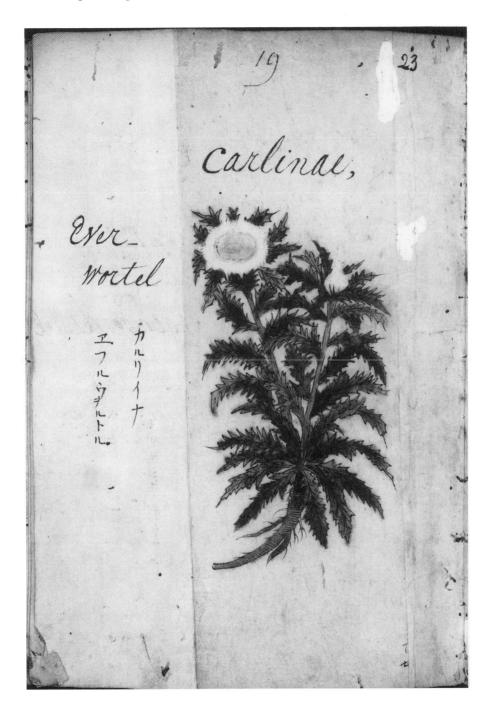

20. Caryophyllata   [alt. 24]
       Nagel wortel
カリヨヘルラタ
ナーゲルウヲルトル
水楊梅 [Read 429: Geum japonicum Thunb.; *Chih-wu* 223: daikonsô.
俗ハチチヤウ艸 [Chih-wu 1525: Angelica kiusiana Maxim.]
与云ハ非之 [?]

Dodoens 198: Caryofyllate
Botanical name: Geum urbanum L. / Rosaceae.
Lonicer 289: Benedictenwurtz / Garyophyllata. ... Näglinkraut / von dem Geruch der
Wurtzel / welcher sich den Näglin vergleicht. ... Benedictenwurtzel hat ein
tunckelgrün Kraut / fast wie Odermennig / einen rauhen Stengel / bringt sattgele
Blümlin / darauß werden braunfarbene Knöpfflin / röthlecht / stöst Jährlich neue
Stengel / die Wurtzel ist wolriechend / je älter je kräfftiger sie wird / reucht grün oder
dörr wie Nägelin. Ist hitzig und trocken im dritten Grad. ...
Krafft und Wirckung: Die Frucht dienet wol den Phlegmaticis / den Wassersüchtigen
und Geelsüchtigen / mit Wein gesotten / und deß Morgens nüchtern getruncken. Die
Wuntzel [!] im Früling in Wein gelegt / macht demselbigen einen guten Geschmack /
bringet Freud / öffnet die Leber / ist gut zum erkalteten schleimigen Magen.
Welche Frau groß wehe im Leib hat / gleich als ob sie ein Kind gebähren wolt / die
trincke von dieser Wurtzel drey Morgen / es hilfft. Wer Gifft in ihm hat / der schneid
diese Wurtzel fast klein / und schluck die in den Leib / er geniest ohn Zweiffel. Die in
Wein gesotten / also warm getruncken / stillet das Grimmen und Beermutter. Der Wein
säubert auch alle Wunden. ...
Marzell II,683-689: Nelkenwurz.

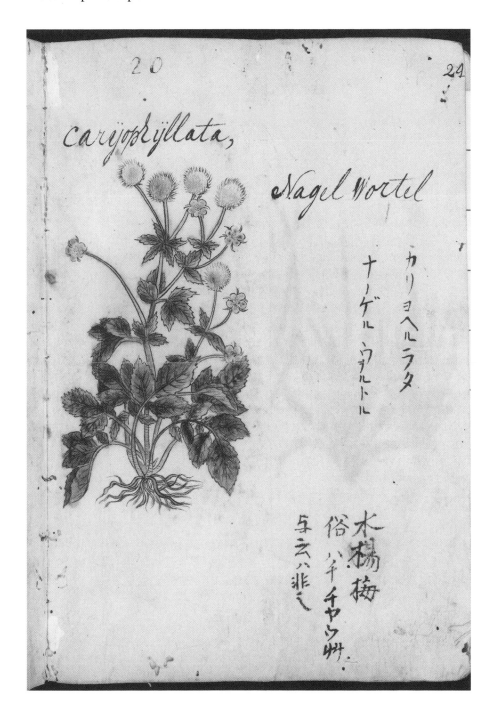

carijophijllata,

Nagel Wortel

カリヨヘルラタ

ナーゲル、ウルトル

木楊梅

俗 ハ千チャウ州

与之ハ非ヘ

21. Caepae ajuin   1074[6] [alt. 25]

カアパア
アヨイン
ヒトモジ

hitomoji [this reading does not seem to make sense here; «the character man» [人]
would remind, however, of mandrake.]

葱 [ts'ung] Read 666: Allium fistulosum; modern: sô, negi – stone leek, long onion

Dodoens 1073 a+b: Aiuyn
a: ronden, b: langhen.
Botanical name: Allium cepa L. / Liliaceae.
Lonicer 416: Zwibeln / Cepa. ... es seynd zweyerley Zwibel / roth und weiß / wann
sie blühen / bekommen sie mitten einen holen Stengel / oben bleyweiße Blumen / auf
einem Kopff schwartzeckichten Saamen / und so man den Stengel abschneidet / so
schlegt die Zwibel unten widerum auß. Wann man das Kraut oben dämpfft / so wird
sie groß. Sind hitziger Natur / machen die Keele scharff / roh gessen / und erheben
den Magen.
Krafft und Wirckung: Arbeitende Leuth essen Morgens Zwibeln mit Saltz und Brodt
für den bösen Lufft / wie Tyriac / Müssiggänger aber werden toll / schwermütig und
schläfferig davon. Rohe Zwibeln zerschnitten / über Nacht in frisch Wasser gelegt /
diß Wasser treibt den Kindern die Spulwürm auß.
Zwibelsafft in die Ohren gethan / benimmt das Saussen / und stillet den Schmertzen.
In die Nase gethan / reiniget er das Hirn. Angestrichen / macht es das Haar wachsen.
Mit Essig warm angestrichen / vertreibts die Masen des Angesichts. Mit Zwibelsafft /
Rautenessig und Honig ein Pflaster über wütende Hundsbiß gelegt / ist ein köstliche
Artzney. Zwibeln und Feigen gestoßen / übergelegt / erweichen die Apostemen und
Geschwer / und helffen denselben zu ihrer Zeitigung.
Zäpfflin von rohen Zwibeln in Leib gethan / reiniget die Güldin Ader / und bringen
den Frauen ihre Zeit.
Zwibeln mit Honig vermischt / nemmen den Schmertzen des bösen Magens ...

Cf. Read 664: [hu-ts'ung] 胡葱 Allium cepa L. (onion)
Allium fistulosum was first described in China in the 7th century. Cf. Berthold Laufer:
Sino-Iranica, 303.
Marzell I,198-199; Küchen-Zwiebel. In contrast, Allium fistulosum L.
(«Winterzwiebel») is longer and remains green in winter. Dodoens' reference to
«ronden en langhen» may refer to both Allium cepa *and* Allium fistulosum.

---

6   Reference to Dodoens herbal, edition of 1644.

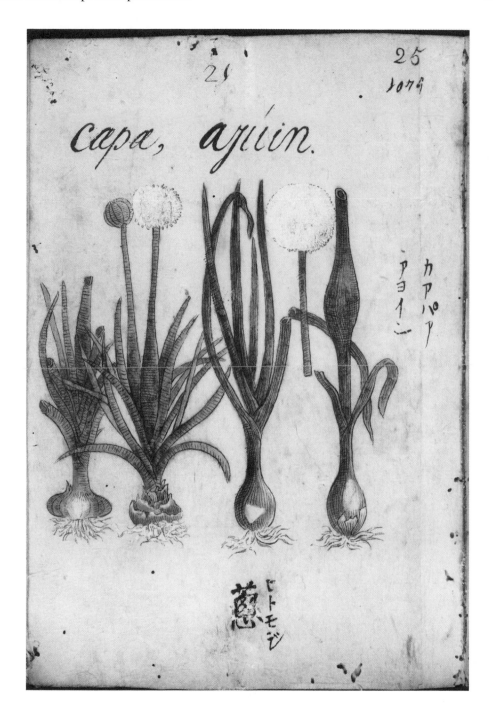

22.Chelidony, 62[7]

Majoris

Stinkende gouw [Marzell 926: gouw(e) ≈ goud ≈ gold]

minoris

セリド—ネイ

マヨリス

ステンケンデゴウ

ミノ—リス

ハククツサイ

草ノ王

Dodoens 62

Botanical name: Chelidonium maius L. / Papaveraceae.

Lonicer 373: Schelwurtz / oder groß Schwalbenkraut / Chelidonium maius. ...
Schelwurtz wächst allenthalben an schattichten Orten / sonderlich aber an den Zäunen /
an den Straßen und gern an alten Mauren / ist rundlecht / hat einen subtilen und zimlich
langen Stengel / viel Äst / gelbe Blumen und Wurtzeln / wann man den Stengel
zerbricht / so gehet gelbe Milch herauß / sein Saame ist schwartz / gleich wie
Magsamen.
Schelwurtz ist zweyerley / Eine groß / die andere klein / die größere Schelwurtz
erscheinet / wann die Schwalben zu Land kommen / und wann sie wiederum hinweg
fliehen / so dörret sie wieder. Wird Chelidonia, das ist / Schwalbenkraut / genannt /
dann die Schwalben bringen dieses Kraut ihren Jungen zu essen / davon bekommen
sie bald ihr Gesicht. ...
Krafft und Wirckung: Schelwurtz ist hitzig im Anfang deß vierdten Grads / und
trocken im dritten. Ein Handvoll Schelwurtz siede in Wein / und trinck ein Löffel voll /
ist gut für die Pestilentz.
Über Schelwurtz getruncken / vertreibt die Geelsucht.
Schelwurtzsafft mit Salarmoniac gemischt / und das gelassen in die Augen / nimmt das
Fell darauß / und macht sie klar. ....
Und welcher tunckele Augen hat / oder das Scheinen der Augen / der streichs darein /
sie werden ihm klar und gut. Die Wurtzel im Mund gekäuet / ist fast gut dem
Zahnweh. ...
Cf. *Chih-wu* 300: [pai-ch'ü-ts'ai] 白屈采 ；クサノワウ[kusanoô]
Marzell I,923-932: Schellkraut. Not in Read. Hoffmann 134 (kusanoô).

---

7   Reference to Dodoens herbal, edition of 1644.

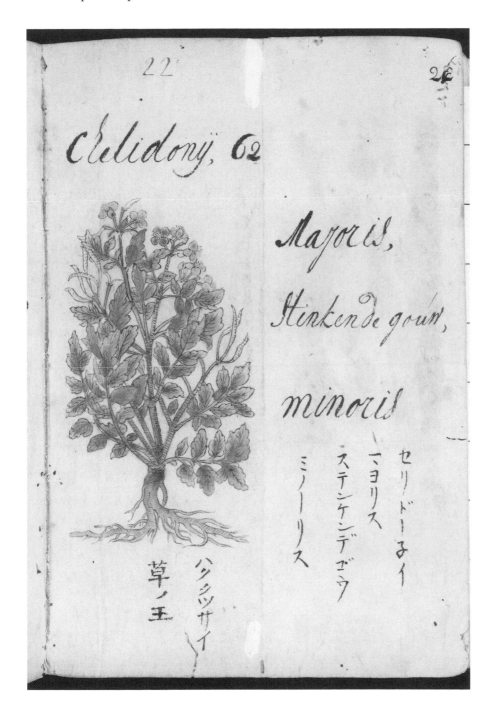

22

2̄2

Chelidonÿ, 62

Majoris,

Stinkende gour,

minoris

セリドーまイ

ニヨリス

ステンケンデゴウ

ミノーリス

少クツサイ

草ノ王

23. Cherefoly

       cherefoly
       kervel wortel

ケレホレイ
ケルヘルウヲルテル

Dodoens 1095: Kervel
Botanical name: Anthriscus cerefolium Hoffm. / Umbelliferae.
Lonicer 489: Kerbeln / Cerefolium. ... Kerbeln ist ein Mußkraut / wie Peterlin / allein
daß es viel zinnelechter und weicher ist / hat einen braunen Leibfarben hohen Stengel /
blühet weiß / der Saame ist schwartz und lang / wie Haberspitzen / süß / ohne Geruch /
hat ein weiße Wurtzel / langen Stengel / und Blätter gleich dem Coriander. Wird fast in
allen Gärten geziehlet.
Krafft und Wirckung: Dieses Kraut gesotten / macht schlaffen. Von diesem Kraut
getruncken / macht wol harnen / und bringt den Frauen ihre Zeit. Also genützt /
benimmt den Schmertzen der Lenden und Blasen / wie gleichfalls auch den
Schmertzen des Bauchs / und bringet Winde.
Kerbelnsafft mit Essig nüchetrn [!] getruncken / tödtet die Spülwürm.
Kerbeln gepülvert / und mit Honig gemischt auf den Ort gelegt / da der Krebs wächst /
heilet ihn. ....
Marzell I,330-331: Kerbel. Not in Read nor *Chih-wu*.

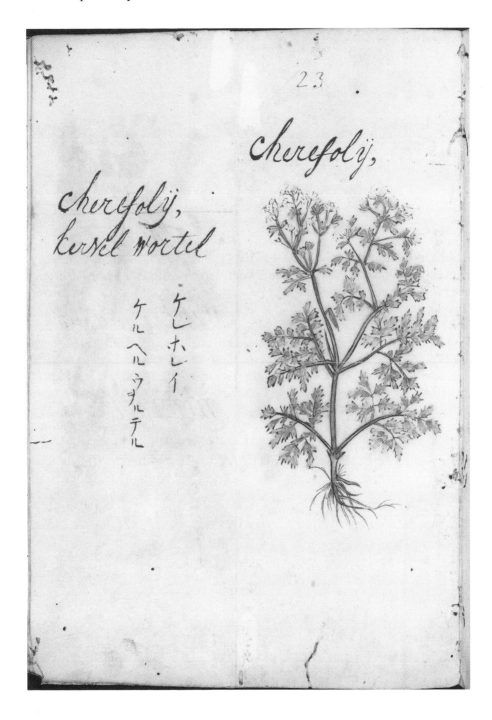

24. Consolida majoris   [alt. 30]
   Symphyti
   majoris
   Smeer wortel
   Waal wortel
コンソリイダマヨ—リス
セイムヘイチイマヨ—リス
スメ—ルウヲルトル
ワ—ルウヲルテル
景天模ノ一種　[«A kind of stonecrop»]
[ching-t'ien-mo] Read 471: Sedum alborosum, stonecrop

Dodoens 193: Knobbelachtighe wael-wortel, Symphytum
Botanical name: Symphytum officinale L. / Boraginaceae.
Lonicer 330: Wallwurtz / Symphytum. Wallwurtz nennet man sonsten Beinwell / schwartzwurtz [!] / und Schmerwurtz ... Diese Wallwurtz gehet etwann zweyer Elen lang in die Erde / ist außwendig kohlschwartz / innwendig gar weiß / glat und schlüpfferig / hat große rauhe Blätter / fast wie Alant / hole / rauhe und hohe Stengel / bekommt runde / hole geschelte Blümlin / wie Schlüsselblumen / etliche bleich / weißgeel / etliche braunlichtblau / tragen den Saamen in grünen Häußlin / wie Borrichkraut / wächst gern an feuchten Ufern und Auen / und pflanzt sich weit. ...
Krafft und Wirckung: Die schwartze Wallwurtz ist warmer und feuchter Natur. Zu allen Wunden / Rissen und Brüchen / außen und innen ein gar heilsame Wurtzel. Dieselbige gestoßen / darvon getruncken / benimmt das Blutspeyen. In Wein gesotten und getruncken / heilet sie die versehrte Lung / räumet die Brust / dienet zu allen innerlichen und äußerlichen Brüchen. Ein jeder Wundartzt / soll ihm Wallwurtz zielen / die ist zu allen Wunden / Beinbrüchen und Schäden sehr heilsam und bequem.
Die Wurtzel zerstoßen / und auf zerknirschte Glieder gelegt / heilet sie zu hand.
Die Wurtzel und Kräuter gestoßen / auf die schwartzen Blattern gelegt / zeucht den Eyter und geliefert Blut / von stoßen oder fallen herauß. ...
The name is derived from Greek *symphyein* - to grow together.
Marzell IV,536-544: Beinwell. Not in Read nor *Chih-wu*.
The Dutch and German names are derived from «wallen» – to heal up, said of bone fractures.

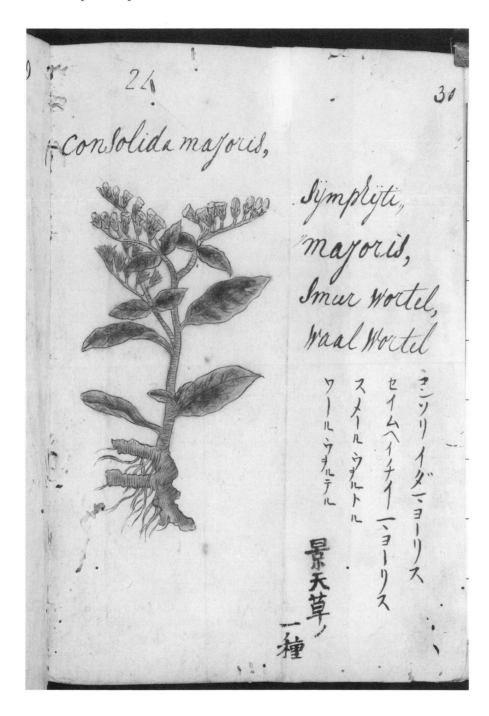

consolida majoris,

Symphyti,
,,majoris,
Smur wortel,
waal Wortel

コンソリイダマヨーリス
セイムヘイイチイ ,,マヨーリス
スメール ウヲルトル
ワール ウヲルテル

景天草ノ
一種

25. Costi

       útriúsqúe
       zoet en bitter
       balzem
       kost

コステイ
ユトリユスクエ
スートエンビツテレ
バルサム
コスト

Dodoens 1470: Indiaensche Costus van Garcias[8] beschreven.
Lonicer 541
Botanical name: Costus L. / Zingiberaceae.
Markham 148-161: «The tree from which it comes has been compared to the elder. The flowers have a sweet smell. The appearance of it is white inside, and grey outside. Some of them are dark green and yellow outside. It gives out a very fragrant smell, and some people put it to their noses. Its strength causes headaches. The smell is not bitter, but rather sweet, and a little bitter when the flower is old. For when it is fresh the smell is sharp, as with other spices. They make a good deal into powder, when the smell is less and bitter; and this is the truth. The Indian physicians use it in many prescriptions. The merchants take it to Ormuz, whence it is carried into Persia and Coraçone. It is also taken into Persia and Arabia, by way of Aden, nor is much of the Costo falsified there. They only bring a small quantity to Portugal, and it is believed that what they use in distant parts fo Portugal is false, or something else is given for it.»
Then an actual visit to a patient suffering from a plague, and the treatment is detailed.
According to the Conde de Ficalho: «Costo, Costus Arabicus, is the root of Aucklandia Costus Falconer, Aplotaxis curiculata DC, Saussurea lappa C.B. Clarke, Compositae.»
Marzell I, 1208-1209. Not in Read nor *Chih-wu*.

---

8   Garcia da Orta, the author of the famous materia medica: *Colloquios dos simples e drogas, he cousas medicinais da India*. Goa 1563, made known in Europe through Clusius' Latin rendering *Aromatum et simplicium aliquot medicamentorum apud Indos nascentium*. Antverpiae 1567 etc.

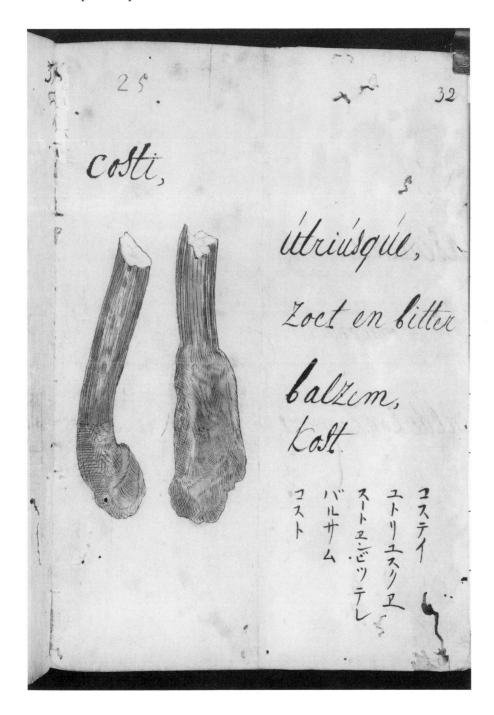

26. Cúcumeris [!]
> asinini
> Ezels komkommers
> wilde komkommers

キユキユメリス
アシニイニイ
エセルスコムコムメルス
ウイルデコムコムメルス

Dodoens 1037: wilde concommers oft esels concommers
Botanical name: Ecballium Elaterium A. Rich. (Momordica Elaterium L.) / Cucurbitaceae.
Lonicer 445: Esels Cucumern / Cucumis sylvestris. ... Blätter / Blumen und Stengel dieser Kürbslin sind den zamen Kürbsen gleich / ligt auf der Erden / spreitet sich weit um sich / hat ein große weiße Wurtzel / die Frucht ist rauh und stachlicht / wann sie anfahet im zeitigen gelb zu werden / so springt der Saamen weit um sich / besamet sich also selber / blühet gelb / ist bitter. Hierauß haben die Alte einen guten purgirenden Safft bereitet / und Elaterium genannt. Diese Kürbßlin sind zu der Wärme und Trückne geneigt. ...
Die Wurtzel in Wein gesotten / und die Brühe eingetruncken / treibt die Wassersucht auß / purgieret ohne Schaden deß Magens.
Der Safft von den grünen Blättern / außgeprest / in die Ohren getropfft / benimmt derselbigen Schmertzen.
Die Wurtzel in Essig gesotten / und als ein Pflaster übergelegt / stillet den Schmertzen deß Podagrams.
Die Brühe der gesottenen Wurtzel im Mund gehalten / stillet das Zahnweh. ...
Marzell II,176. Cf. Read 64: 苦瓜 Momordica charantia L., wild cucumber; *Chih-wu* 685: *tsuru-reishi*.

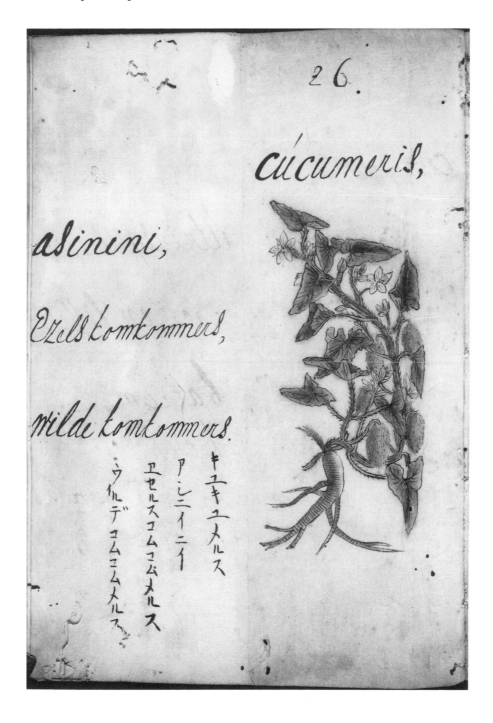

26.

cucumeris,

asinini,

Ezels komkommers,

wilde komkommers.

キユキユメルス
アーレニイニイ
エセルスコムこムメルス
ウルデ コムコムメルス

27. Cúrcúmae   [alt. 34]
                indise safraan
キュルキユマア
インデイセサフラ―ン
鬱金　[yü-chin] Read 646: Curcuma longa
長崎デサフラン 与云[«called saffran in Nagasaki»]

Dodoens 1465: Groot Galigaen, Kleyn Galigaen
Botanical name: Alpinia officinarum Hance / Zingiberaceae
The Japanese identification refers to Curcuma longa L. / Zingiberaceae
Lonicer 542: Curcuma / Cyperus indicus. Curcuma ist eine fremde Wurtzel / so von
den Gelehrten gehalten wird / daß es sey der Cyperus Indicus Dioscoridis, sintemal sie
sich aller Gestalt mit der Beschreibung desselbigen vergleicht / dann sie ist dem Imber
an Gestalt und Geruch nicht ungleich / am Geschmack etwas bitter / und wenn man sie
käuet / gibt sie einen Saffranfarben Safft / welche Beschreibung Dioscorides dem
Cypero Indico allerding zuschreibt.
Krafft und Wirckung: Die Wurtzel mit Saffran und Weyrauch drey Morgen nach
einander gebraucht / vertreibt die Geelsucht / gestoßen und angestrichen / macht sie
Haar außfallen.
Es wird von dieser Wurtzel ein Treseney gemacht / und Diacurcuma genannt / solche
Treseney / ist sonderlich gut zu allen Kranckheiten der Wassersucht und Geelsucht.
Vertreibt den Schmertzen und Verstopffung der Leber / deß Miltzes und deß Magens /
und hilfft den kalten zähen Feuchtigkeiten und Winden sehr fein hinweg.
Ist gut zu Wehethum der Nieren und Blasen / und treibt den Harn.
Marzell I,1268-1269: Curcuma longa L.
Marzell I,228-229: Galgan.

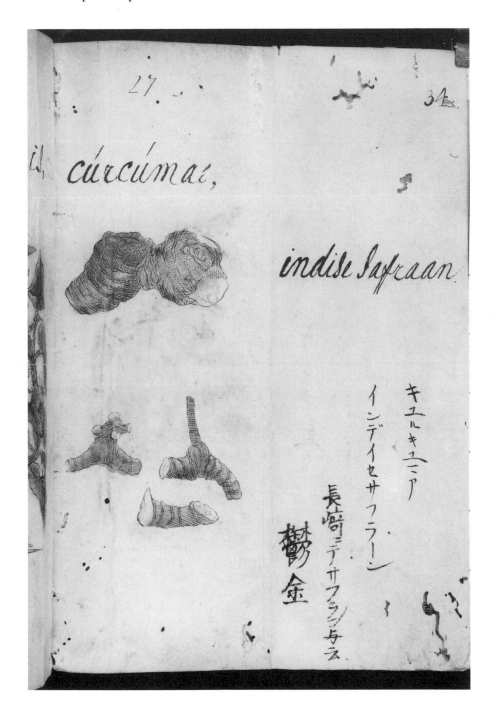

28. Cyclaminis
              verkensbroot
セイカラミニス
ヘルケンスブロ—ト

Dodoens 543 above: Verchens-broot[9] oft Cyclamen
Botanical name: Cyclamen europaeum L. / Campanulaceae.
Lonicer 502: Erdscheib / Cyclaminus. ... Dieses Kraut hat Blätter gleich der Haselwurtz / jedoch linder am Griff / und haben mancherley Farb / die Wurtzel ist außwendig schwartzlecht und rund / und in der Mitte zusammengetruckt / als ein Kuch / die Blume purpurfarb / wächst gern in feuchten Äckern / etwann auch in den Wäldern und andern sandichten Orten. Ist hitzig und trocken im dritten Grad.
Krafft und Wirckung: ... Die Wurtzel reiniget und eröffnet die Verstopffungen / mit Wasser getruncken / vertreibt sie deß Bauchs Geschwulst / nimmt die böse Phlegmata oder kalten Schleim / davon sich die Wassersucht erhebt / hinweg. Und bringt auch den Frauen ihre Zeit.
Von dieser Wurtzel mit Wein getruncken / treibet das Gifft auß.
Dieses Krauts Safft in die Nase gelassen / reiniget das Haupt.
Die Wurtzel reiniget die Mutter vor allen andern Wurtzeln / also genützt: Die Wurtzel schneide würfflecht / thu sie in ein Tüchlin / und die Frau halt die in ihr Gemächt / sie zeucht viel Unflats herauß / reiniget wol / und bringt ihnen ihre Zeit.
Der Wein in welchem Cyclamen gesotten worden / ist wider die Verstopffung deß Miltzes...
Marzell I,1282-1288. Not in Read nor *Chih-wu*.

---

[9]   One of the old names is rapum porcinum.

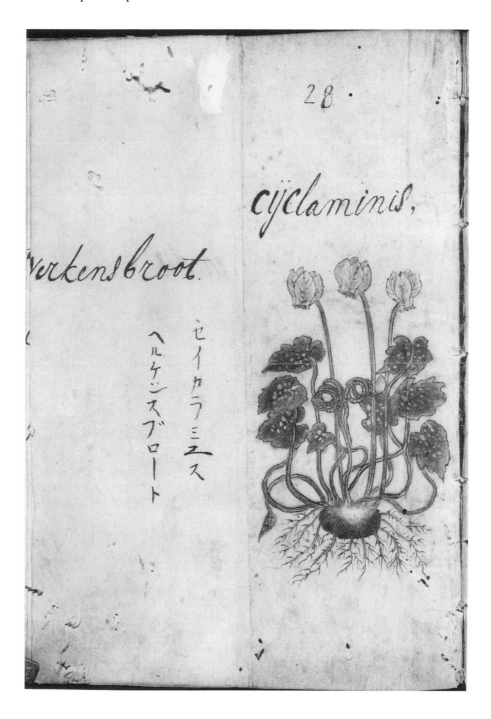

28.

cyclaminis,

verkensbroot.

セイカラミス

ヘルケンスブロート

29. Cynoglissi [!]   [alt. 36]
        honts tong
セイノゴロスシイ [the spelling mistake in the Latin is corrected here]
ホンツトンゴ

Dodoens 69: Hondtstonghe
Botanical name: Cynoglossum officinale L. / Boraginaceae.
Lonicer 327: Hundszung / Cynoglossum. ... Die Hundszung bringt erst im andern Jahr lange Stengel / auf dritthalb Elen. Die Blätter seynd lind und weich / purpurbraune Blümlin in der Ordnung gesetzt / wie an der Ochsenzung / darvon werden kleine breite Blätlin / wie Wandläuß / je zwey oder drey neben einander / hencken sich im Brachmonat an die Kleyder / wie Odermenigblätter. Die Wurtzel ist schwartz Erdenfarb. ...
Die Hundtzzungen stincken und hündzen alle / wie die Hund / wachsen auf ungebauten Orten / hinter den Mauren und Zäunen / dahin aller Unrath kommt / und geworffen wird.
Krafft und Wirckung: Die Hundszungen seyn trockner und kühler Natur / und gut zu hitzigen Schäden und Feigblattern / inn- und außerhalb deß Leibs genützt.
Hundszung zerknitscht / und mit Schweinenschmaltz geröstet / ist gut auf wütender Hundsbiß gelegt / auch übern Brand. Das Kraut Wirtzel und Saame in Wein gesotten / und darüber getruncken / läßt kein Gifft zum Hertzen kommen / und vertreibt das Lendenwehe. Der saame gestoßen / und mit Wein getruncken / bringt die versiehende Milch wiederum. Fürs Haar außfallen / bestreich dich darmit. Mit Wein gesotten / und getruncken / bringet sie Stulgäng. ....
Marzell I,1296-1298: Hundszunge. Not in Read.

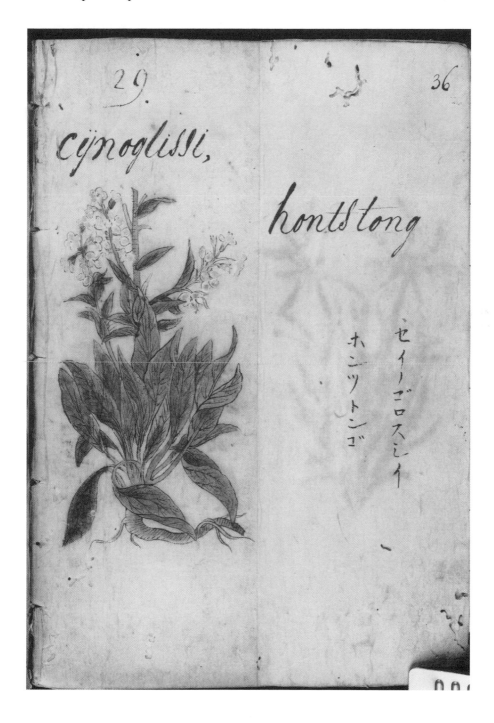

29.

cynoglisse,

36

hontstong

セイノゴロスレイ

ホニツトンゴ

30. Cyperi longi
Wilde lange galega
セイペリイ
ロンジイ
ウイルデランゲガレーガ
香附子 [hsiang-fu-tzu] Read 724: Cyperus rotundus, nutgrass; *Chih-wu* 934: sha-ts'ao 莎草 hamasuge.

Dodoens 549 a+b: Soeten Cyperus (with and without blossoms)
Botanical name: Cyperus esculentus L. / Cyperaceae (following Dodoens; the Japanese identification would suggest another species of Cyperus)
Lonicer 539: Wilder Galgan / Cyperus ... Dieses Kraut hat Blätter dem Lauch fast gleich / allein länger und härter / hat Stengel eines Arms lang / krum / knodecht und viereckicht. Oben an der Spitzen hat es kleine braune zinnelechte Blätter / und darunter seinen Saamen / die Blüt ist weiß. Der Wurtzel zweyerley / eine lang / die ander rund und schwartz / wächst gern an feuchten Stätten und Wiesen. Die Wurtzel gebraucht man in der Artzney / hat einen guten Geruch. Ist hitzig und trocken im andern Grad.
Krafft und Wirckung: Die Wurtzel macht gute Vernunfft stärckt den Magen / bringt dem Menschen ein gute Farb / und benimt den bösen Geruch deß Munds.
Drey oder vier Tag in Baumöhl gelegt / und mit dem Öhl die Lenden geschmiert / erwärmet dieselbige / und nimt den Stein darauß.
Die erkalte Blase damit geschmiert / erwärmet sie / und macht wol harnen.
Wilder Galgan erhitziget das Geblüt / derowegen es die Außsätzige Menschen nicht sollen gebrauchen.
Sie ist fast gut den erkälteten Gliedern / in bitter Mandelöhl gelegt / und der Leib damit geschmiert / auch mit Wein von der Wurtzel getruncken.Wilder Galgan stärcket das Hertz / bringt dem erkälteten Menschen ein gut frölich Geblut / und ist auch den Traurigen und Schwehrmütigen sehr bequem. ...
Marzell I,1300-1301: Süßer wilder Galgan.

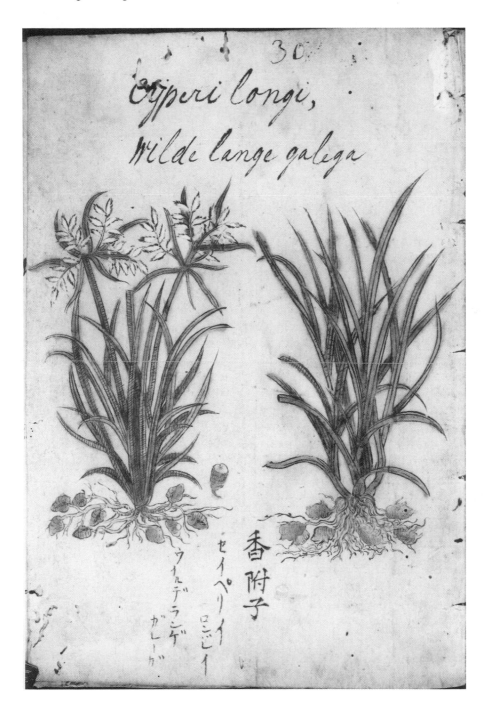

31. Chinae   [alt. 38]
          Chineese pok wortel
シイナ
シネ―セポツクウヲルトル
山歸來　[shan-kuei-lai, Jap. sankirai] *Chih-wu* 127: Heterosmilax japonica Kth.
(Smilax pseudochina Thbg. = t'u-fu-ling 土茯苓　(Read 680). Hoffmann 545
(sankirai).

Dodoens 1473: Valsche China
Botanic name: Heterosmilax Kth. / Liliaceae.
Lonicer 148: Chyna / ein fremde Wurtzel / Chyna ... Hat den Nahmen von dem
gewaltigen Königreich Chyna / in India Orientali gelegen / auß welchen die
Lusitanischen Kauffleut solche Wurtzel gebracht haben / und wird von den
Einwohnern deß Chynischen Königreichs zur Heilung der unkeuschen Blattern oder
Frantzosen / welche daselbst gemein seyn / sehr viel gebraucht.
Diese Wurtzel hat ein Rohr Gewächs / wächst am Meer und sumpffiten Orten in der
Insel Chyna / ist ein dicke knodechte Wurtzel / rötlich oder leibfarb / fast wie der
gemeine Acorus, oder wie am großen Rohr / ohne Geschmack und ohne Geruch. Wirt
Stückweiß von den Kaufleiten herauß gebracht / wie das Rhabarbarum / und ist
nunmehr fast bekannt geworden.
Natur oder Complexion: Die Wurtzel ist warmer und trockner Complexion / treibt
durch den Schweiß und durch den Harn / alle böse Feuchtigkeiten auß.
Krafft und Wirckung: Vor etlichen Jahren ist diese Wurtzel in ein solch Lob und Preiß
kommen / das sie in viel höherem Wehrt und Ruhm / als das Frantzosenholtz ist
gehalten worden / und ihr die Tugend zugeschriben / daß sie alle böse Feuchtigkeiten
der Glieder verzehre / und solche durch den Harn und durch den Schweiß außführe.
...
On the Chinese origin and dissemination of the China root see Berthold Laufer: *Sino-
Iranica*, 556-557.

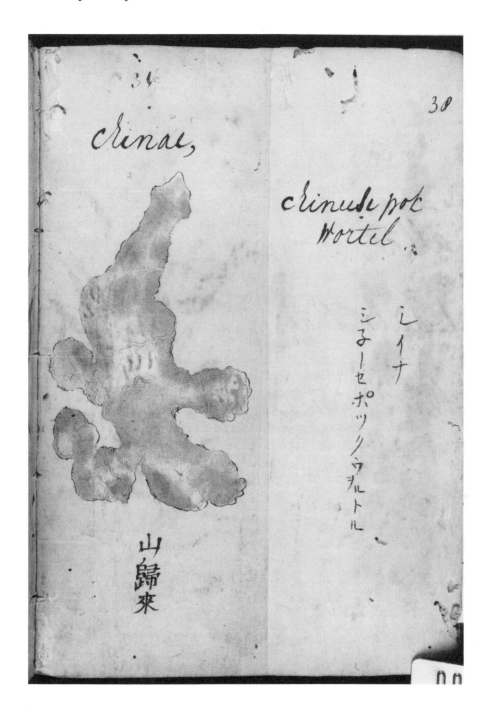

32. Dictamni

      albae

      fraxinellae

      leege essche

デキタムニイアルバ
フラキシネルラア
レーゲエスセン

Dodoens 452a: Oprecht Dictamnus

Botanical name: Dictamnus albus L. (D. Fraxinella Pers.) / Rutaceae.

Lonicer 270: Diptam / Dictamnus ... Das rechte edele Dictam / wächst nit in Teutschland / kommt aber nunmehr auf Creta und von Venedig auch zu uns. Es vergleicht sich beynahe dem Poley. Die Blätlin seyn rund und dick / mit weißer Wollen gar überzogen. Die Stengel hart / rund / daran je zwey Blätlin gegen einander / wie an dem Engelkraut. Was daran ist / ist weißfarbig / Geruch und Geschmack einer lieblichen Bitterkeit.

Der gemeine Diptam unserer Apotecker / ist ein schön Gewächs / ein Stamm / schier anzusehen / wie Süßholtz / das Laub wie an dem Quittenbaum / wächst eines Arms hoch / ist grün / der Stengel oben auß braunlicht / die Blätlin an den Blumen leibfarb oder liecht Parißroth / mit Rosetenäderlin / das Sämlin braun / / und die Wurtzel weiß. Nach den Blumen kommen eckichte beschlossene Schoten / mit kohl schwartzen Saamen / spitzig.

Krafft und Wirckung: Von dieser Wurtzel getruncken / befürdert Frauenzeit / ist gut für die Wassersucht / darüber getruncken. Diptam mit Honig vermischt / das genützt / nimmt den Husten.

In Wasser gesotten / den Leib im Bad damit gewaschen / nimmt die Geelsucht hinweg. Diß Pulver mit Schwertelwurtzeln gemischt / und in die Nasen gelassen / reiniget das Haupt. Diptamsafft / und Pulver / heilen das Kehlenblat. Diptam mit Milch in die Ohrrn gelassen / benimmt den Schmertzen. Diptamkraut vertreibt alle gifftige Thier. ... Marzell II,122-126; Dodoens: *Stirpium historiae pemptades sex.* Antverpiae: Plantin 1616, 280-281.

The name is derived from Mt. Dicte on Crete.

Cf. no. 40 – acccording to the illustrations two different plants are described; no. 40 would really represent Dictamnus albus.

For Dodoens' illustration see p.213-214.

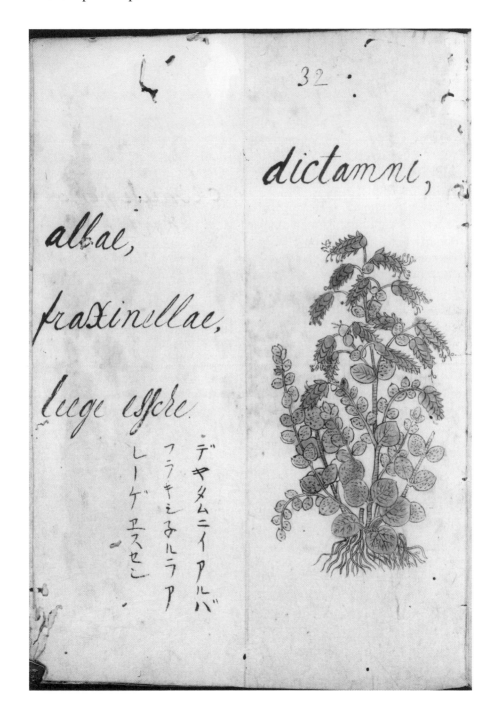

32

dictamni,

albae,

fraxinellae,

luege esfere.

デヤタムニイ　アルバ
フラキゑゑ子ルラア
レーゲ　ヱスセゑ

33. Doronici romani
Kleine Sonne blom
ドロニシイロマ—ニ—
ケレイネソンエブロム

Dodoens 295: Heyden Ysop oft Flos solis, anders Kleyne Cistus ghenoemt.
Botanical name: Doronicum L. / Compositae (Japanese identification).
Helianthemum chamaecistus Mill (Cistus helianthemum L.) / Cistaceae (Dodoens'
name; Heyden Ysop seems to point specifically to Helianthemum guttatum Mill.,
according to Marzell).
Lonicer 544: Doronicum ... Es zeigen etliche Apotecker ein besonder Doronicum,
welches sie Doronicum Romanum nennen / trägt Blätter / wie die spitzige
Menwelwurtz / hat ein weiße zasichte Wurtzel / wie das Graß / mit vielen Glaichen /
weiß / ohn einen starcken Geruch / soll bey Paulo Aeginata Mamira genennet werden.
Krafft und Wirckung: Es werden dieser Wurtzel große Krafft und Tugend zur
Stärckung deß Hertzens zugeschrieben / und ist auch in den Compositionibus sehr
darzu mißbraucht worden. Dann es gibt die Erfahrung / daß es ein giffige / schädliche /
tödtliche Wurtzel ist / wie dann Matthiolus selbst erfahren und probiert hat / dieweil
nun solche gifftige Eigenschafften dieser Wurtzel zugeschrieben werden / so mag
solche Wurtzel wol ungebraucht bleiben / und an derselben statt andere kräfftige
Wurtzeln und Kräuter / deren man noch viel hat / genommen / und genützt werden.
Cf. Pomet 85-86: Dem Menschen soll sie ein herrliches Mittel wider den Gift, der er
durch den Mund zu sich genommen, den vierfüßigen Thieren hingegen ein tödtlich
Gift seyn.
Marzell II,153-155: Gamswurz; Marzell II,768-772: Heide-Sonnenröschen. Not in
Read nor Chih-wu.

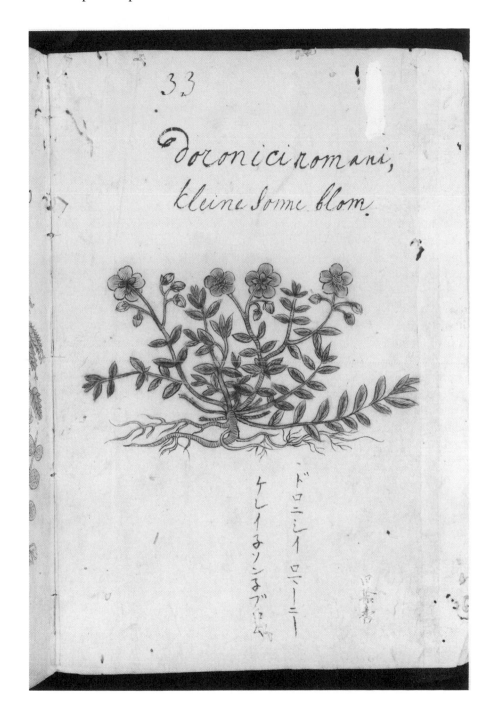

34. Ebúli

       hadick
       water vlier

エビリイ
ハーデキ
ワートルフリール

Dodoens 620: Hadich oft Ebulus
Botanical name: Sambucus ebulus L. / Capricoliaceae.
Lonicer 118: Ebulus / Attich. ... Ist gantz nidrig / mehr unter die Kräuter / dann unter
die Stauden und Bäum zu zehlen. Er wächst mit einem viereckechten Geleichten
Stengel auf / seine Blätter sind wie am Mandelbaum / underschiedlich an den Ästen
von einander gesetzt / außgespreitet wie ein Flügel / lang umher zerkerfft und starck
riechend. Er trägt seine Dollen wie der Holder / deßgleichen die Blüet und Frucht.
Seine Wurtzel ist lang / Fingers dick. Wächst auch an rechen und rauhen dörren Orten
/ wie der Holder. ...
Attich benimt die wässerige Feuchtigkeit im Bauch / darvon getruncken.
Attich gesotten und wie einen Köl genossen / erweichet den verharten Bauch.
Die Kron und Äst von Attich / haben gleiche Natur mit dem Kraut.
Die Wurtzel von Attich ist den Wassersüchtigen die allerbeste Artzney / so man finden
mag / darvon getruncken. Auch für den alten Husten.
Die Wurtzel in Wein gesotten / und die Frauen undenauf damit gebähet / benimmt die
Härtigkeit der Mutter. Die Blätter in Wasser gesotten / und das getruncken / benimmt
den trucknen Husten. Ist auch gut für Kelen Geschwer. ...
Marzell IV,58-63: Attich. Species not in Read nor *Chih-wu*.

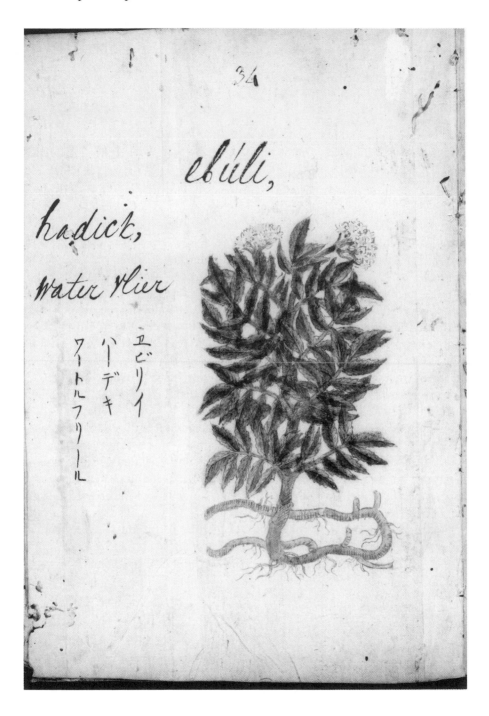

35. Enúlae   [alt. 42]
     Campanae
     heleny
     alants

エニユラ
カムパナア
ヘレネイ
アランツ

木香 [mu-hsiang] Read 453: Rosa Banksiae; *Chih-wu* 189. The correct name would be 土木香 t'u mu-hsiang / ô-guruma (*Chih-wu* 36). Hoffmann 296 (ô-guruma).

Dodoens 556: Acant-Wortel oft Galant-wortel; Helenium, Alantwurzel
Botanical name: Inula helenium L. / Compositae.
Lonicer 297: Alantkraut / Enula. ... Latinis Elenium ... Alantwurzel wächst wie Meerrettich / ist aber in der mitte breiter / und auf einer Seiten ein wenig rauhe / hat einen hohen Stengel / etwann zwo oder drey Elen hoch mit großen Blättern besetzt / daß die Wasser am Stengel mögen halten / wie die Weberkarten / darauf ein Goldgelbe große Blum / im Gewächs / wie ein Johannsblum / in der Erden ein große weiße Wurtzel / eines schönen starcken Geschmacks und wolriechend / wächst an feuchten stetten auch gern in Gärten. Man gräbets im angehenden Sommer auß.
Krafft und Wirckung: Diese Wurzel mag grün eingebeist werden wie Ingber / und in zeit deß vergiffteten Luffts und Pestilentz sehr gebraucht. Die Wurtzel braucht man in- und außerhalb deß Leibs.
Alantwurtzel gestoßen / und mit Honig vermischt / darauß ein Latwerg gemacht / und die genossen ist gut fürn Husten und enge Brust. Alantwurtzel treibt alle böse Feuchtigkeiten von dem Menschen ab / zusamt dem Lendenwehe. Alantwurtzel erwärmet die kalten Glieder und Magen. Alantwurtzel in Wein gesotten / und mit Zucker vermischt / benimmt das Keichen / und macht wol harnen. Also genützt / fürdert sie der Frauen Zeit.
Alantwurtzel ist gut für Gifft / sonderlich für gifftige Biß / innerlich gebraucht. Die Blätter in Wein gesotten / ein Pflaster darauß gemacht / und auf die lamen Glieder gelegt / erwärmet dieselbige also / daß sie bald Gesundheit empfinden. ...
Marzell II,1012-1016: Alant.

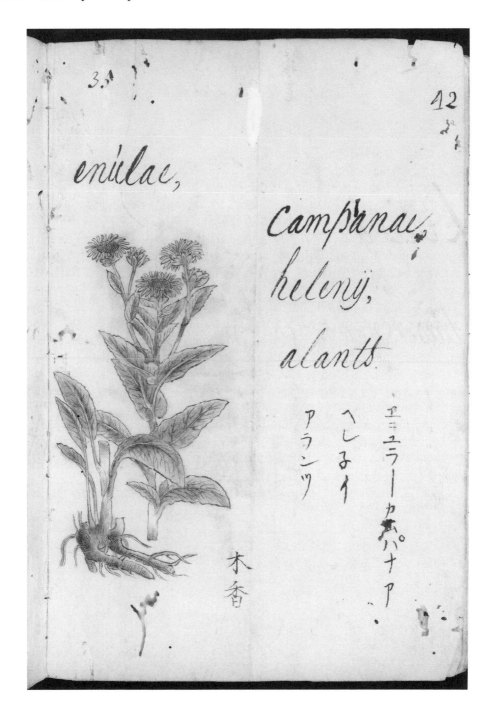

enúlae,

Campänae

helenÿ,

alants.

木香

36. Eringy

       krúis distel
       dúivels nai gaeren

エリンゲイ
コロイスデステル
ドイフルスナ―イガ―レン

Dodoens 1144b: Cruys-Distel oft See-Eryngium
Botanical name: Eryngium campestre L. / Umbelliferae; Dodoens' name See-Eryngium may also refer to Eryngium maritimum L.
Lonicer 192: Manstreu / Eryngium. ... Dieses Kraut ist fast dornecht / die Blätter ißt man mit Salz / wann sie jung sind / und anfahen zu wachsen.
Sind breit und scharff / haben einen guten Geruch / und röthliche Farb / tragen gelblichte stachlichte Knöpff.
Dieses Kraut hat viele Zincken / auf denen sind viel runde Knöpff / scharff und dornecht.
Die Wurtzel ist außwendig und innwendig weiß / wachsen gern an steinichten Bergen.
Krafft und Wirckung: Seine Natur ist warm und zimlich trocken.
Die Wurtzel von dieser Distel zerknirscht / und auf die hitzige Geschwer gelegt / benimmt ihnen die Hitz. Von den Blumen getruncken / heilet die Geschwer der Kehlen. Dieser Wurtzeln Safft getruncken / macht harnen. ...
Mannstreuwurtzel im Honig gebeist / und darvon offt genützt / vermehret den Mannlichen Saamen / und macht gut Geblüt. ...
Dieses Kraut dienet dem schwachen Hertzen / Miltz und Lenden / ist für Gegicht / Wassersucht / Krampff und alle Ohrengeschwer gut / zeucht die Dorn / und was im Fleisch steckt herauß. Dieses Kraut dienet auch fast wol für alle Unfäll deß Gnicks / mit Regenwasser gebraucht. ...
Marzell II,307-316: Feld-Mannstreu; Marzell I,316-317: Strand-Mannstreu. Not in Read nor *Chih-wu*.

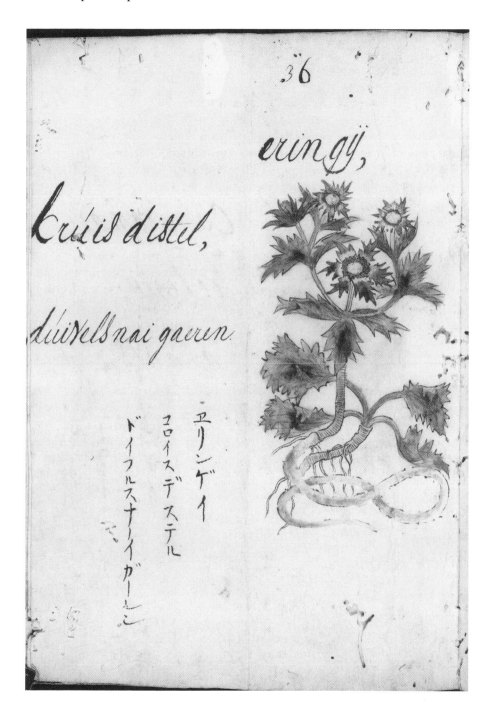

36

eringÿ,

kruis distel,

duivels nai gaeren.

ヱリンゲイ
コロイスデステル
ドイフルスナイガーシ

37. Esúlae útriúsqúe
Wolfsmelk
エシユラユトリユスクエ
ウヲルフスメルク
大戟 [ta-chi] Chih-wu 55: Euphorbia pekinensis; Read 327.

Dodoens 608a+b: Groote + kleyne Ezula
Botanical name: Euphorbia L. (Tithymalus Tourn.) / Euphorbiaceae.
Lonicer 239-242: Wolffsmilch / Tithymalus. ... Vulgò Esula, ... Die
Wolffsmilchkräuter sind hitzig im vierdten Grad / sehr trockner Natur.
Das beste an der Wolffsmilchwurtzel ist die Rinde darvon. Die beste Zeit aber
dieselbige Wurtzel außzugraben / ist im Anfang des Meyen.
Die Samen aller Milchkräuter wircken hitzig und scharff / erregen ein Erbrechen / und
purgieren auch von unten auß.
Die Milch eingenommen / ist gar sorglich / thut dem Hertzen / der Leber / und dem
Magen nicht geringen Schaden / zerbricht die Adern am Menschen / bringt gern
Kaltwehe / Wassersucht. Darum der Wolffsmilch brauchen wil / der muß etwas
darunter thun oder mischen / daß ihr das Gifft benemme / als da ist Essig und
Endiviensafft. Oder Wolffsmilch mit Nachtschattensafft vermischt / treibet die böse
Feuchtigkeiten gewaltig auß / deß eingenommen auf zwey Quintlin mit Zucker
vermenget.
Wolffsmilch also genützt / ist gut den wassersüchtigen Menschen.
Die Rinde darvon gestoßen / mit Violenzucker vermischt / und mit Honigwasser
eingenommen / laxiert gewaltig.
Wolffsmilch verzehrt den Leib / und die Natur deß Menschen / und macht dürr. ...
Marzell II,362-375: Wolfsmilch; cf. also Marzell II,378-380: Scharfe Wolfsmilch.

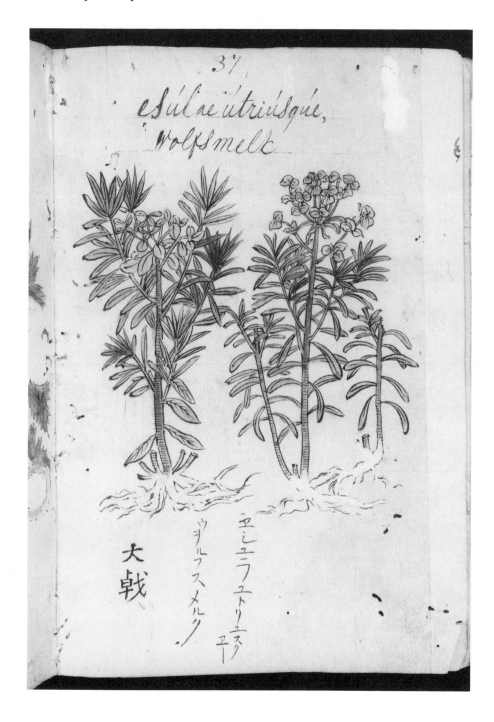

38. Filisis   [alt. 45]
                  Varen

ヒリイシス
ハーレン

Dodoens 758: Varen Manneken, waltfarn menle
Botanical name: Dryopteris filix mas (L.) Schott / Aspidiaceae.
Lonicer 460: Farnkraut / Filix. ... Latinè, Filis ... Dieses Kraut wächst an Bergen und felsechten feuchten Orten / ist zurück licht grüner / dann vornen / hat weder Blumen noch Frucht / die Blätter breiten sich auß / und gleichen dem Engelsüßkraut / die Wurtzel ist dunckelfarb / und lang / hat viele kleine Wurtzeln / ist bitter.
Farnkraut Männlin zeucht von Natur die böse Feuchtigkeiten auß / trücknet und vertreibet die unreine Flüß / innwendig deß Leibs / und stärckt auch damit deß Menschen Natur.
Chih-wu 405: 羊齒 yang-ch'ih, Aspidium filix-mas Sw.; Read 800 B.

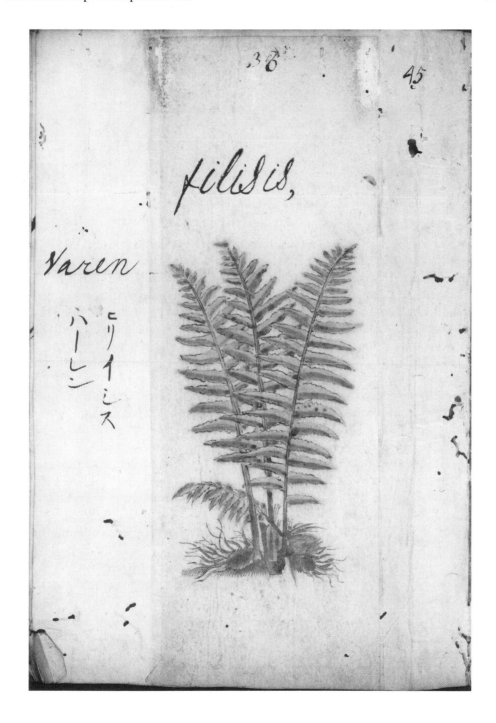

39. Foenicúli   [alt. 46]
          Venkel wortel
フニキユリ
ヘンケルウヲルトル
[茴香 hui-hsiang] Read 222; Foeniculum vulgare Mill., fennel
是ヲ小茴香ト
云ハアヤマリ也[?]
イノンド [*Chih-wu* 1268: Peucedanum graveolens B. et H. (dill) 蒔蘿]
Read 227 remarks: Stuart calls this Foeniculum.

Dodoens 477: Venckel
Botanical name: Foeniculum vulgare Mill. / Umbelliferae.
Lonicer 481: Fenchel / Foeniculum. ... Fenchel vergleicht sich dem Dillen / blühet gelb / erneuert sich Jährlich selber. Ist hitzig und trocken im andern Grad. Den Saamen / Kraut / Rinde und Wurtzel / braucht man in der Artzney. Diesen Saamen samle im angehenden Monat deß Herbsts / dann also mag man ihn zwey Jahr behalten. Krafft und Wirckung: Siede Fenchel mit dem Kraut / und so du das Kraut nicht haben kanst / so nimm den Saamen / und siede ihn mit Brunnenwasser / trinck alle Tag auf ein Glaß voll / so vergehet dir die unnatürliche Hitz / und bekommst ein gut Gesicht. ... Den Frauen so Kinder säugen / ist gar gut / daß sie Fenchel essen / dann er vermehret die Milch.
Fenchel gessen / macht wol harnen / und reiniget den Frauen ihre Sucht. Fenchel ist fast gut dem verstopfften harten Miltz und Leber / und auch denen / die schwerlich harnen.
Fenchelsafft mit warmer Milch gemischt / das den säugenden Kindern zu trincken geben / ist ihnen gut zu dem schweren Athem und Keichen. Wie gleichfalls auch gut zum Stein. Und wäre es Sach / daß die jetzt gemeldte Kranckheit von Hitz käme / so soll man die Rinde und Wurtzel von Fenchel in Wein sieden / und den Morgens und Abends / so man schlaffen gehen wil gebrauchen.
Marzell II,453-456: Fenchel. *Chih-wu* 1568: 懷香 huai-hsiang, Foeniculum officinale All., ui-kyô.

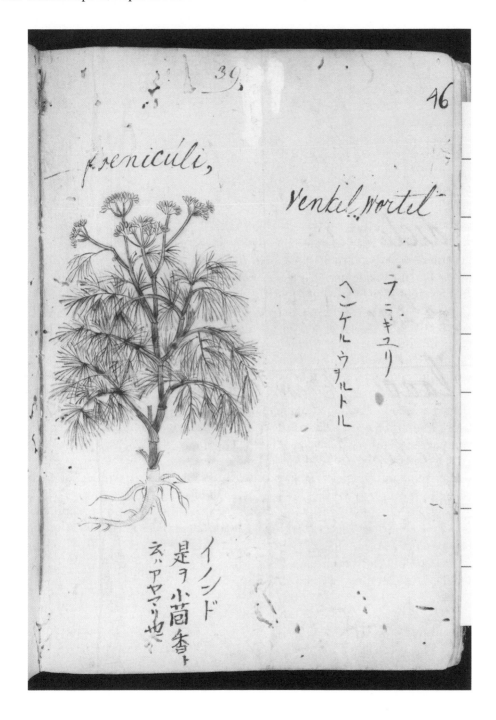

39.

46

freniculi,

Venkel wortel

フ
ミ
ギ
ユ
リ

ヘ
ン
ケ
ル
ウ
ヲ
ル
ト
ル

イ
ノ
ン
ド
是
ヲ
小
茴
香
ト
ス
ハ
ア
ヤ
マ
リ
也

40. Fraxinellae

       dictamni

       albae

       laage esschen

       esschen kruit

フラキシネルラ
デキタムニイ
アルバ
ラーゲエスセン
エスセンコロイト

Dodoens 563: Fraxinella (1 instead of two shoots)

Read 350: [pai-hsien] 白鮮 Dictamnus albus L. (Fraxinella)

Botanical name: Dictamnus albus L. / Rutaceae.

Lonicer 270: Dictamnus see entry 32.

As Dodoens mentions Dictamnus in two places, as Dictamnus and as Fraxinella, it shows up twice in the present listing. Let us quote here a modern description:

Nur aus 2 Arten besteht dagegen die Gattung Dictamnus, zu der die einzige bei uns wirklich einheimische Rutacee gehört, der Diptam (Dictamnus albus). Auch bei dieser Art liegt das Hauptverbreitungsgebiet allerdings weiter südlich und östlich; es reicht vom Mittelmeergebiet über den Himalaja bis Nordchina. In Mitteleuropa wächst der Diptam an warmen, trockenen Standorten, besonders auf Kalk oder auf basenreichen vulkanischen Böden. Er ist eine knapp meterhohe Staude mit Fiederblättern, die an die der Esche erinnern. Die großen rosa Blüten haben dunklere Adern und stehen in einer straff aufrechten Traube. Die ganze Pflanze ist dicht mit großen Drüsen besetzt, deren klebrige, leicht entzündbare Sekrete einen stark würzigen Duft verbreiten.

Daß eine so stark riechend Pflanze als Heilkraut benutzt wurde, ist nicht zu verwundern. Früher wurde daher der Diptam auch oft in Bauerngärten gehalten. Heute steht die besonders stattliche und schöne Pflanze, die in unserm Raum zu den Seltenheiten gehört, in Deutschland unter Naturschutz. (H. C. D. de Wit: *Knaurs Pflanzenreich in Farbe, Höhere Pflanzen II*. Zürich: Droemer 1965,370).

Hoffmann 206 (hakusen).

For Dodoens' illustrations see p. 213-214.

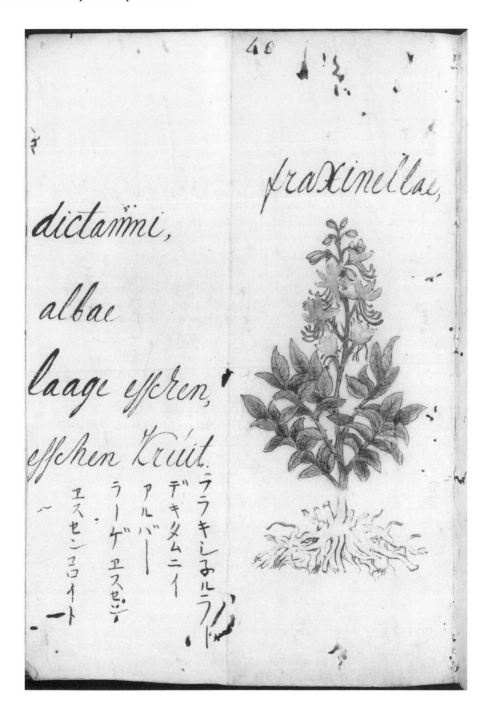

40

fraxinellae,

dictamni,

albae

laage eſſchen,

eſſchen Kruit.

ラフキシヱルラバト
デキタムニイ
アルバー
ラーゲ エスセン
エスセンコロイト
〜

41. Gentianae

        krúis wortel

ゲンチヤナ

コロイスウヲルトル

龍膽[lung-tan] Read 169: Gentiana scabra Bge., gentian; *Chih-wu* 1417: rindô.

リウタンHoffmann 251 (Gentiana Thunbergii Griesb. - seki ryudan).

Dodoens 553: Gentiaen, oft Groote Gentiaen

Botanical name: Gentiana lutea L. / Gentianacea.

Lonicer 298: Entzian / Gentiana. ... es ist Entzian die gebräuchlichste Wurtzel in ganz
Teutschland. Eng gestochene Wunden zu erweitern und offen zu halten / macht man
Meysselin darauß. Ist der beste Theriac und Magenartzney / also das viel Theriac nur
von Entzian / Lorbeeren / und sonst etlichen Wurtzeln / mit Honig vermischt / gemacht
werden. Ist ein köstliche Wurtzel für Gifft und gifftige Biß. Man kans weniger dann
Rhabarbara entrathen / sonderlich von Gott dem Teutschen Land auch verliehen.
Wächst an lüfftigen Bergen und Thälern / unterm Farenkraut. Sonderlich aber auf dem
Schwartzwald in großer Menge. Ein lange runde Wurtzel / wächst unter sich / die
Blätter wie Wegreich außgesperrt / oder den Nußbäumenblättern gleich / trägt runde
hole Stengel / etwan Manns hoch / gelbe Blumen / einen kleinen dünnen breiten
Saamen / in kleinen Häfelin / etc.

Krafft und Wirckung: Ist hitzig und trucken im dritten Grad. Die Wurtzel wird in der
Artzney gebraucht / und nicht das Kraut. ... Es ist kein bessere Artzney zu deß
tobenden Hundsbiß / dann Entzian / diß soll man den Gebissenen zu trincken geben ...
es hilfft. Entzian ist gut für Gifft innerlich gebraucht.

Entzian vertreibt die Schlangen. Welcher zerknitschte Glieder hat / der nemme deß
Pulvers von Entzian / vermisch mit Baumöl / streichs darauf / er geniest. ...

Marzell II,626-630: Gelber Enzian. Species not in Read nor *Chih-wu*.

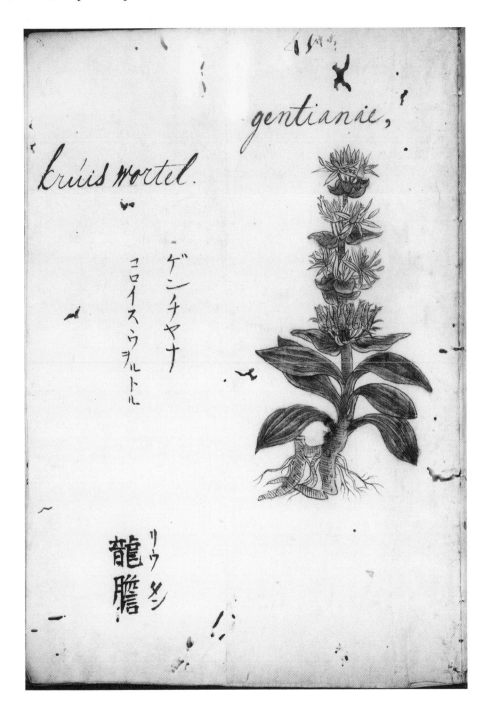

42. Valzen Cyperús   [alt. 52]

ハルセンセイペリユス

カサスゲ[*Chih-wu* 1458: Carex dispalatha]

Dodoens 547: Valzen Cyperus

Botanical name: Carex pseudocyperus L. / Cyperaceae.

Lonicer 387: Riedgraß / Carex. Ried und Wassergräser sind alle zu beyden Seiten
scharff / etliche sind dreyeckichte Blätter / darzwischen glatte Stengel mit tunden
bleichgrünen Knöpffen / die blühen darnach weiß / und folgends im Heumonat
werdens stachlichte Kölblin das ist der Saame. Die Wurtzel ist zaselecht / diß wächst
auf nassen Wiesen und Sümpffen.

Das andere Ried hat auch solche Schwertblätter / darunter hole glatte Stengel / und auf
denselbigen schöne weiße Blumen / aller Gestalt wie Kürbsblumen.

Der Saame und Wurtzel der Riedgräser in Wein gesotten / getruncken / und darmit
gewaschen / heilet gifftiger Thiere Biß.

Marzell: I,838-839: Cypergras-Segge

Species not in Read (who has C. macrocephala Willd., C. siderostica Hce., and C.
rotundus L.) nor in *Chih-wu*.

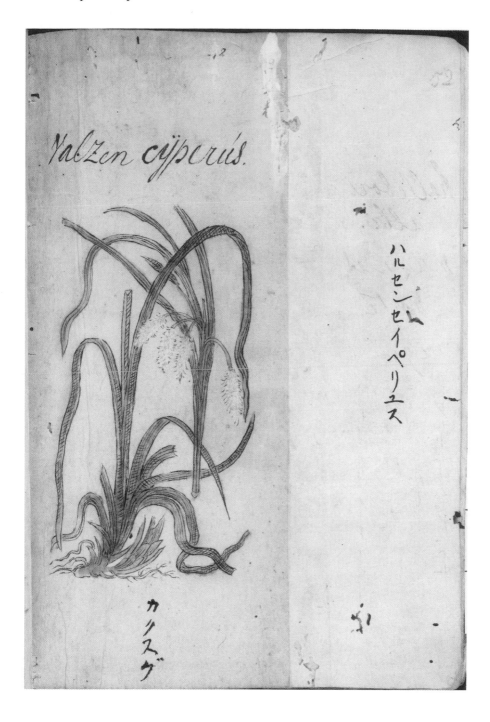

43. Swarte nies wortel   [alt. 53]

        hellebori albi
        witte nies wortel
        nigri
ヘルレボ—リイアルヒイ
ウイツテニ—スウヲルトル
ニゲリ
スワルトニ—スウヲルトル

Dodoens 625: Witte helleborus oft wit Nies-cruydt
Botanical name: Helleborus niger L. / Ranunculaceae; (white) Veratrum album L. /
Liliaceae.
Lonicer 383: Schwartz Nießwurtz / Elleborus niger. ... Seines Geschlchts sind zwey.
Das schwartze und das weiße. ... Es hat die schwartze Nießwurtz durchauß kleine
zerkerffte Blättlin / wie die Stabwurtz / grün / dreuschlecht / trägt oben geelfarbe
einzige Blumen / wie Camillen / darnach gibts ein Gipffelin / wie oben am kleinen
Schafftheu. Und dieses ist die rechte schwartze Nießwutz ...
Krafft und Wirckung: Schwartz Nießwurtz gepülvert / und in die Fisteln so verhartet
sind / hinein gethan / heilet sie zuhand.
Den Mund gewaschen mit Wasser / darinnen schwartz Nießwurtz gesotten worden /
reinigt die Zähn / benimmt das faule Fleisch / tödtet die Würm / und treibt das schwere
Geblüt durch den Stulgang auß. ...
...weiß Nießwurtz ist hitzig und trocken im andern Grad. Schwartz und weiß
Nießwurtz / dienen fast wol den aussätzigen Menschen / gesotten / und den Leib damit
gewaschen. Auch mögen die Aussätzige darvon trincken / dann sie reinigen die
innerliche Glieder / und treiben die innerliche Aussätzigkeit durch Erbrechen und
Stulgäng / deßgleichen auch durch den Harn herauß.
Weiß Nießwurtz benimmt die Melancholey / durch das oben außbrechen.
Weiß Nießwurtz soll nicht gessen werden / Ursach halben / dann sie erstickt gern den
Menschen. Weiß Nießwurtz ist stärcker / dann die schwartze. ...
Nießwurtzelwasser in die Naßlöcher gelassen / reiniget das Haupt / und treibt viel
Seuchen darauß. ...
Marzell II,796-806: Schwarze Nieswurz; Marzell IV,1015-1023: Weißer Germer.
Helleborus not in Read; Read 693: Li-lu 藜蘆 Veratrum nigrum L., with a reference to
V. album L.
Chih-wu 1269: 蒜藜 [suan-li] Veratrum album L., var. grandiflorum Maxim.
Matsumura 372 gives the Japanese name *shurosô* for Veratrum album.

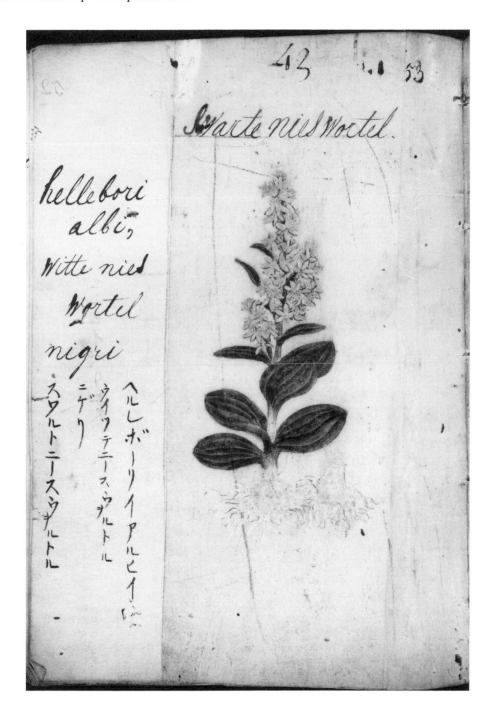

44. Hermodactylorúm   [alt. 54]
          hertjes wortel
ヘルモダクテイロリユム
ヘルチ―スウヲルトル

Dodoens 753b: Colchicum oft Tijdloosey
Botanical name: Colchicum autumnale L. / Liliaceae.
Lonicer 425: Wiesen Zeitlosen / Colchicum. ... diese Zeitlosen bluhen spat im Herbst /
verkünden den Winter / kommen im September ohne Kraut und Blätter also nacket /
auß der runden Zwibel herfür / die ist außwendig mit einer schwartzen Schelfe
überzogen / innwendig aber gar weiß. Der Blumen seyn etliche weiß / etliche leibfarb /
hat gemeinlich jede sechs Blätter innwendig mit den gelben Zäpfflin / oder Würmlin /
wie andere Lilien / sonst an Gestalt der Saffranblum fast gleich / ohn allein an der Farb
/ Geruch und Geschmack fehlet es. Im Glentzen kräucht das Kraut herfür / wie
Mayenblumenkraut / oder weiß Lilienblätter. Zwischen denselbigen schleufft die lange
Frucht herauß / mit den schwartzen alten verwelckten Stengeln / innwendig den
Krautblättern / erscheinen die weiße lange Hodensäcklin / je zwey oder drey neben
einander / die seyn voller Saamen / welcher rund / wann er gezeigt / braun / schier wie
Retttichsaamen [!] / zeitigt im Heumonat. Also wunderbarlich wächst im Frühling das
Kraut / im Sommer der Saame / im Herbst die bloße Blumen.
Krafft und Wirckung: Die Wiesenzeitlose ist warm und trocken im andern Grad. Diese
Wurtzel und Saame vertreibt die Läuß / soll aber gar nicht in Leib gebraucht werden.
Und ist ein schwerlicher Irrthum / daß man solche in Pilulen braucht fürs Podagra /
sintemal sie ein tödtlich Gifft ist / sagt Dioscorides. Eußerlich zerstoßen aufgelegt /
miltert und legt sie alle große Schmertzen ...
Marzell I,1070-1109 Herbstzeitlose.
Not in Read; *Chih-wu* 704: 秋水仙 [ch'iu-shui-hsien], Colchicum autumnale L.

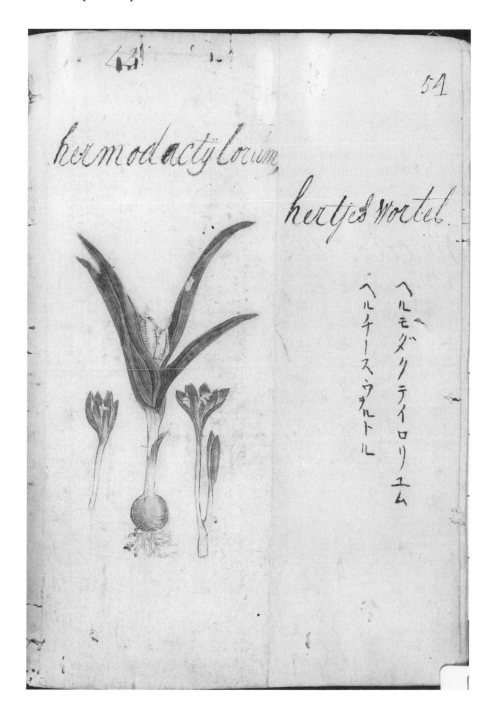

45. Hirundinariae
       vincetoxici
       Swalúw wortel
ヒリユンデナリヤ—
ヒンセトクシ—シ
スワルワエウヲルトル

Dodoens 668: Swaluwe-wortel oft Asclepias, anders Vincetoxicum
Botanical name: Vincetoxicum hirundinaria Medikus / Asclepiadaceae.
Lonicer 302: Schwalbenwurtz / Hirundinaria. Schwalbenwurtz wird von seinen Schötlin also genannt / welche einer fliegenden Schwalben gleich sehen / wann sie zeitig sind / und aufgehen. ... Latinè Asclepias, Vulgo Hirundinaria, & Vincetoxicum ... Schwalbenwurtz ist der Osterlucey beynah ähnlich / ihr Geruch ist an der Wurtzel / wächst in wilden Bergen / Wäldern und Gestäuden / an einer zaserechten verwickelten Wurtzel / wie Christwurtz / die wird auf viel Pfund schwer und groß / verdirbt selten im Winter. Die Blätlin seyn zart und satt / wie Baumeppich / doch spitziger. Im Brachmon wachsen auf den Gipffeln der runden Stengel fast kleine weiße Blümlin / darauß werden lange spitzige Schoten / wie Storckenschnabel / innwendig mit weißer Wollen und breitem Saamen / wie der Entzian / gefüllt.
Krafft und Wirckung: Schwalbenwurtz ist gleicher Art wie Osterlucey. Ein herrliche Wurtzel der Frauen Blödigkeit zu befördern / darüber gebadet. Mag auch inn- und außerhalb des Leibs gebraucht werden / und fürnemlich in Wundertränck.
Die Schwalbenwurtz in Wein gesotten / und getruncken / stillet das Bauchgrimmen / wehret dem Gifft / so jemands von einem vergifften Thier gebissen wäre.
Dieser Wurtzel auf ein halb Pfund über Nacht in einer Maß weißen Wein gebeist / darnach über das drittheil eingesotten / alle Morgen nüchtern ein warmer Trunck im Beth gethan / und darauf geschwitzt / treibt die Wassersucht wunderbarlich und also herauß / daß sie an Solen außbricht / und ist ein sonderliche Erfahrung und gewisse Experientz. ...
Marzell IV,1152-1155: Schwalbenwurz.
Species neither in Read nor in *Chih-wu*.

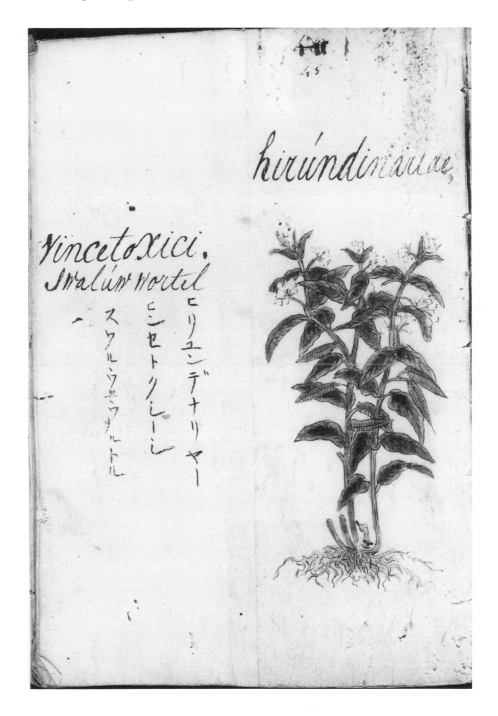

hirúndinariae,

Vincetoxici,

Swaluw Wortel

ヒリュンデナリヤー

ニセトノヒーし

スワルウヱウヲルトル

46. Hyocyami [!]   [alt. 56]
                      bilsem krúit

ヘイヨセヤミイ
ビルセムコロイト

Dodoens 737a: Swart Bilsen-cruydt
Botanical name: Hyoscyamus niger L. / Solanaceae.
Read 114: Hyoscyamus niger L.(henbane) [lang-tang] 莨菪
Lonicer 214: Bilsamkraut / Hyoscyamus. Dieses Krauts seyn drey Geschlecht /
nemlich das schwartz / weiße und gelbe.
Das erste / oder schwartze Bilsen / ist das gemein bekandte Bilsenkraut / hat schwartz-
grüne / rauhe / lange / zerschnittene Blätter / beynahe wie Eichenlaub / neben am
Stengel her / bringt es bleichrothe Blumen / an einer Ordnung nach einander gesetzt /
wie die Bienhäußlin / darauß werden harte starcke leichte Knöpflin oder Häflin / in
welchem ein grauer Erdfärbiger Saame / wie der Magsaamen / verschlossen ist. Die
Wurtzel ist Fingers dick / und weiß / wächst an den Wegen / und ungebauten Orten.
Krafft und Wirckung: Bilsamkraut und Saame / ist kalter Natur und Eigenschafft in
dem dritten vollkommnen Grad / einer schädlichen gifftigen Qualität / macht doll / und
schlaffend / sonderlich das gemeine oder erste mit dem grauen Saamen / warum an
sich darfür / innerlich zu gebrauchen hüten soll / mag aber äußerlich zu vielen Dingen
genützt werden.
Dieses Saffts in die Ohren gelassen / tödtet die Würm darinnen. Bilsenkraut gestoßen /
mit Gerstenmeel gemischt / und auf ein Geschwer gelegt / daß sich erhaben hat von
Hitz / nimbt sie hinweg. Die Wurtzel von Bilsenkraut / mit Essig gesotten / und in den
Mund gehalten / benimbt das Zahnweh.
Der Same grün gestoßen / den Safft außgetruckt / ist fast gut über die eyterigen Augen
gestrichen / und nimbt den Eyter darvon hinweg. Wer den Saamen oder das Kraut
isset / dem wird es ein Gifft. ...
Marzell II,925-936: Bilsenkraut.
Chih-wu 1070: 菲沃斯 [fei-wu-szu] Hyoscyamus niger L.; the Japanese name is
hiyosu, as confirmed by Matsumura 175.

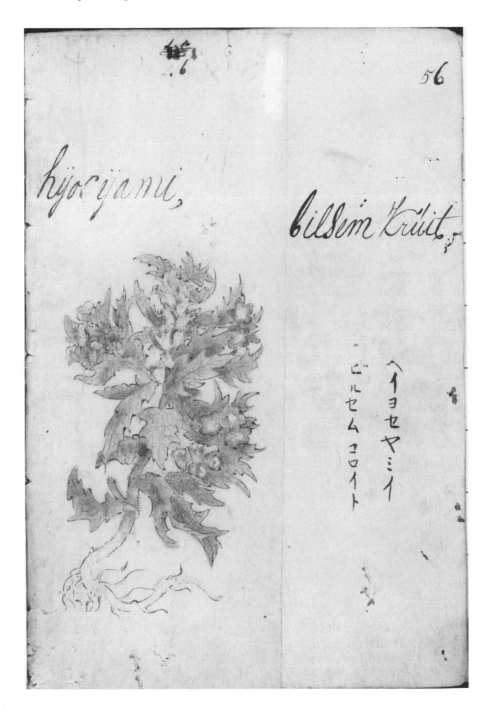

47. Jalappa of gialappae, swarte prúgeer wortel, wonderbloem van Perú.

ヤラプパヲフギヤラプパ

スワルテプロゲ—ルウヲルトル

ワヲンデルブル—ムハンペリユ

長崎方言白粉花ヲシロイ花 [In the dialect of Nagasaki oshiroibana, 白粉花]

[*Chih-wu* 309: Mirabilis Jalapa L., オシロイバナ] cf. Matsumura 230.

Dodoens 1439: Witte oft verscheyden-verwighe Meruellen. Roode Meruellen. [Maravillas van Peru]

Cf. Read 242 Circaea erubescens Fr. et Sav.

Botanical name: Mirabilis jalapa L. / Nyctaginaceae.

Hartwich, 41: [The plant is already mentioned by Caspar Bauhin in his *Prodromus theatri botanici*. Frankfurt/M. 1620.] Ein auffallender Name für die Pflanze, den ihr Tournefort gegeben hat, ist «Schweizerhosen» von der breiten Form der Blüthen. Er nennt die Pflanze, die in Gärten gezogen wird, auch Solanum mexicanum; es ist wohl zweifelhaft, ob er nicht irgend eine andere Convolvulacee ursprünglich vor sich gehabt hat; jedenfalls aber der Name, z.B. bei Lemery[10] pag. 82 für die echte Jalape gebraucht worden. Sie trat sofort in sehr scharfe Koncurrenz mit der Mechoacannawurzel, von welcher letzteren 1678[11] gesagt wird, daß sie der Mechoacanna nigra (Xalapa) an Kräften weit nachstehe, wie auch Valentini 1704[12] von der weißen Wurzel sagt, sie sei früher hoch im Preis gewesen, nun aber sehr gefallen, seit die Jalape bekannt geworden.

Pomet 65-68:Die Jalappa ist die Wurtzel eines Gewächses, das vier oder fünff Fuß hoch wächst, und dessen Blätter den Blättern der großen Hedera oder Epheu sehr nahe kommen, ohne daß sie nicht so dicke sind. Die Jalappe / welche wir verkauffen, soll, wie mir der Herr Rousseau geschrieben, und der P. Plumier selbst gesaget, desjenigen Krautes Wurtzel seyn, welches vor nicht gar zu langer Zeit aus Neuspanien gebracht, und von dem Herren Tournefort also ist genennet worden: Solanum Mexicanum, magno flore, semine rugoso, Jalapa existimatum, Mexicanischer Nachtschatten, mit großen Blumen und runtzlichten Samen, so für die Jalappe gehalten wird.

Not in Lonicer, not in Read. Hoffmann 368 (Oshiroibana).

Marzell III,199-200: Wunderblume. This is the so-called «false Jalapa»; dee no. 55 for the true Jalapa.

---

10   Nicolai Lemery: *Vollständiges Materialien-Lexicon*, übersetzt von Christoph Friedrich Richter. Leipzig 1721.

11   Neu vollkommenes Kräuterbuch von Matthioli, dann von Joach. Camerarius, zuletzt von Bernhard Verzascha herausgegeben. Basel 1678.

12   Dr. Valentini: *Natur- u. Materialien-Kammer auch Ost-Indianische Sendschreiben und Rapporten.* Frankfurt a.M. 1704.

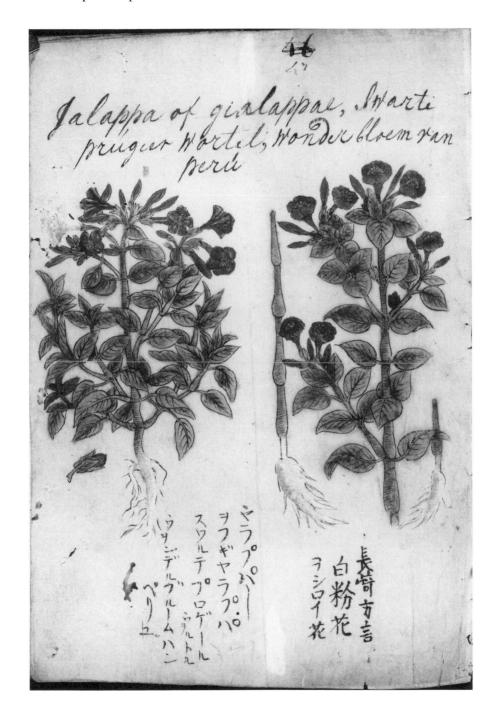

48. Imperatoriae
        of ostrúty
        meester wortel
イムペラトーリヤ
ヲフヲステリユテイ
メーストルウヲルトル

Dodoens 514: Meester-wortel, Meisterwurz
Botanical name: Peucedanum ostruthium Koch (Imperatoria ostruthium L.) /
Umbelliferae.
Lonicer 473: Meisterwurz / Ostrutium. Meisterwurtz ist auch der fürnehmsten Kräuter
eins / so zu vielen Gebrechen dienlich / ... Meisterwurtzkraut ist groß und zinnelecht /
hart und dünn / bringt einen langen Stengel / oben ein Kron / wie Dill / darauff ein
grauschwartzer breiter Saame / gleich dem Dill / blühet weiß / wie Eniß / oder
Coriander / seine Wurtzel theilet sich auf der Erden hin und her auß / ist Fingers dick /
mehr um sich auf der Erden / dann unter sich / ist außen grauschwartz / innwendig
weiß / gibt einen gelben zähen Safft / eines starcken Geruchs / brennt wie Feur an der
Zungen / die Blätter sind in etlich Theil zertheilt / und rings herum gekerfft.
Wächst sonderlich und mehrertheils auf den Bergen.
Krafft und Wirckung: Meisterwurtz ist hitzig und trocken im andern Grad / einer
hitzigen und scharffen Natur. Die Wurtzel in Wasser gesotten und getruncken / treibt
die böse und überflüssige Feuchtigkeit herauß und stillet das Lendenwehe. Ist gut dem
geschwollenen Magen / mit Wein genützt / und wann man Melissen und Beyfuß darzu
thut / so reiniget es den Frauen ihre Mutter.
Wer die Mißfarb hat / der trincke dieses Krauts Safft mit tausendgüldenwasser
vermengt. Meisterwurtz mit Gerstenmeel gesotten / und ein Pflaster davon gemacht /
erweicht die schwartzen Blattern. Fürs Fieber nimm dieses Krauts ein Hand voll oder
zwo / thu ein halb Maß guten Wein darüber / laß es über Nacht stehen / darnach seyhe
den Wein ab / thue andern darüber / laß ihn stehen wie zuvor / trincke des Weins
allemal einen guten Trunck / vier oder fünff Nacht nacheinander / es hilfft. ...
Marzell III,643-646: Meisterwurz.
Species not in Read nor *Chih-wu*.

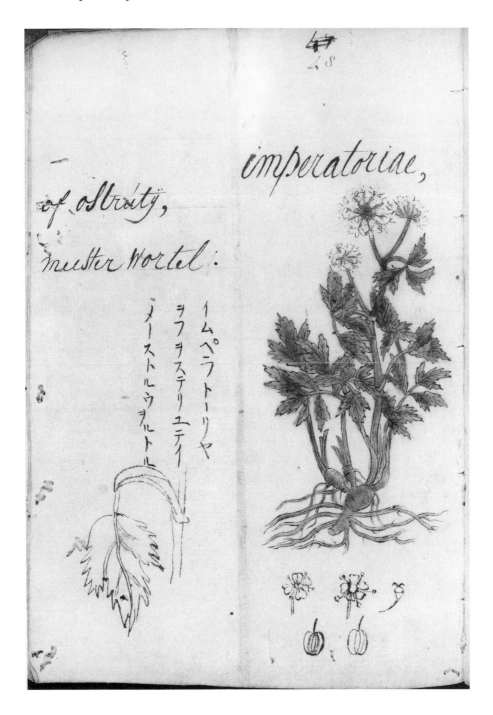

49. Patich. Patiente
パテク
パシーンシ
ギシギシ
俗ニ河原大黄
[«commonly called River Beach Rhubarb»]

Dodoens 1011 a+b: Patich oft Peerdick; Patiente oft tam-patich. Lapathon, Rumex.
Botanical name: Rumex obtusifolius L. / Polygonaceae.
Lonicer 218: Menwelwurtz / Lapathum, Rumex ... Gall. Paticence ... Es wächst
dieses Kraut allenthalben in den Gärten und auf dem Felde / und in sumpffichten Orten
/ mit breiten spitzigen grünen Blättern / so in dem Mertzen herfür kriechen / wie der
Alantwurtzel oder Merrettichblätter / bekommen lange runde hole braune Stengel / so
Fingersdick werden / daran im Brachmonat in der Höhe bleichgelbe Blümlin /
drauschlecht nacheinander wachsen / hat einen braunen dreyeckichten Saamen / die
Wurtzel wird lang / und gibt einen gelben Safft.
Krafft und Wirckung: Menwelwurtz ist kalter und trockner Natur / und ein besonder
gut Grindkraut / darum es auch den Namen [Grindwurtz] hat.
Der Safft von den Blättern / und auch die Wurtzeln / werden zu den Grindsalben
gebraucht. Es heilen auch die Blätter / Wurtzeln / der Safft darvon / wie in gleichem
die gebrannte Wasser von Menwelwurtz / allerhand Grind / und sonderlich die eyterige
Geschwer / so von Hitz entstanden.
Die Wurtzel gepülvert / und mit Essig gemischt / oder die Wurtzel und Blätter in Essig
gesotten / oder der außgetruckte Safft gebraucht heilet die Zittrüsen und Flechten / ist
ein köstlich bewehrte Artzney darzu.
Marzell III,1511-1537: Grind-Ampfer. The name «Patich, Perdik» refers to what used
to be called Lapathum acutum. The name «Patiente» (Pazienzkraut) seems to point to
Rumex patientia L. (Garten-Ampfer); see Marzell III,1537-1539.
Species not in Read nor *Chih-wu.*

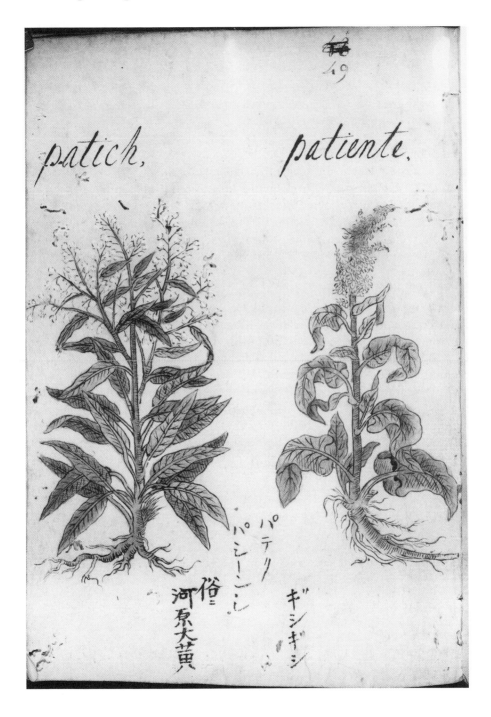

50. Levistici

        lavas wortel

レヒスチシイ

ラハスウヲルトル

獨活 [tu-huo] Chih-wu 1371: Archangelica gmelini DC.

[Cf. Read 208: Angelica grosseserrata Max.]

Dodoens 500b: Lavetse oft Lavass

Botanical name: Levisticum officinale Koch / Umbelliferae.

Lonicer 472: Liebstöckel / Ligusticum ... Latinè Ligusticum, Levisticum ... Liebstöckel ist ein wolriechend Badekraut / wächst gern an Wegen und unter den Tachtrauffen / hat zinnelechte und feiste Blätter / einen langen Stengel / der ist innen hol / hat kurtze Äst / einen breiten Saamen / scheiblecht und dünn / Blumen und Saamen sind geelfarb / ein weiße Wurtzel. Im Saamen ist die meiste Krafft und Tugend.

Krafft und Wirckung: Vom Samen Morgens nüchtern getruncken / purgiert den Menschen oben und unden auß gar heftig. Denen so das Gegicht in Füßen haben / ist der Saame gar gut / gebraucht mit einen Clistir. Liebsteckel über Nacht in Wein gelegt / den getruncken / bringt Frauenzeit. Der Saame ist fast starck zu gebrauchen / dann er zerbricht die Geschwer / und macht auf / darauf gelegt / und treibt die Geburt gewaltig auß. Darum soll die Natur deß Saamens mit Fenchelsaamen und Enißsaamen / jedes gleich viel / gmiltert / und alsdann gebraucht werden / so wircket er ohne Schaden. Außwendig aber am Leib mag man den Saamen ohn ein Zusatz gebrauchen, Liebstöckelkraut ist fast gut in einem Wasserbad / darmit den Leib bestrichen / öffnet die Schweißlöcher / und zeucht die böse Schweiß an sich. Ist hitzig und trocken im andern Grad. Der Saame wäret drey Jahr unversehrt ...

Marzell II,1264-1273: Liebstöckel.

Not in Read nor *Chih-wu*.

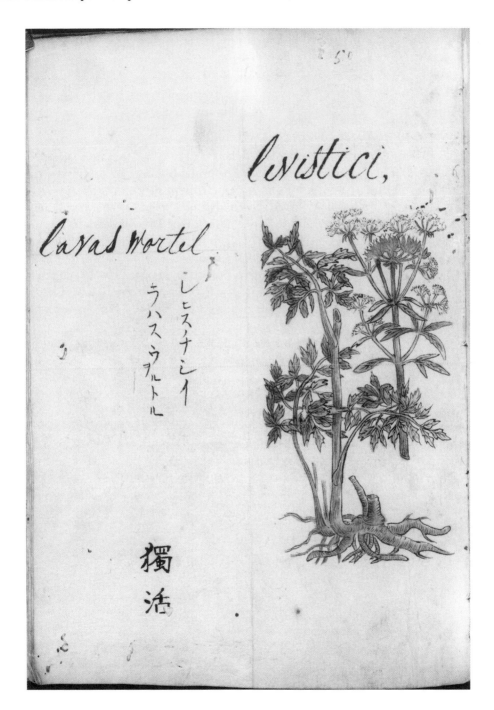

51. Liliorúm alborúm   [alt. 64]
                                witte leli bollen

リリヨルムアルボリユム
ウイツテレリイボリレン
白百合 [pai pai-ho] Read 682: Lilium Brownii

Dodoens 303a: Witte Lelie
Botanical name: Lilium candidum L. / Liliaceae.
Lonicer 530: Lilium. Ihrer Geschlecht seynd fürnemlich zwey / die weiße Lilien /
Lilium album genannt / und die gelbe Lilien / Lilium croceum geheißen. Seynd
einander fast gleich / allein an der Blumen und Größe unterscheiden / dann die weiße
Lilien haben ein weiße Blume / die gelben aber ein gelbe Blume. Auch ist der Stengel
an der weißen Lilien fast glatt / mit gar wenigen und sehr kleinen Blätlin besetzt. ...
Sie wachsen gern in wolgetüngtem Erdrich / haben ein große weiße Zwibel / von
vielen Zehen oder Stücken zusammen gesetzt / die Stengel etwann zweyer Elen hoch /
können nicht viel Sonne leyden. Mitten in den Blumen haben sie gelbe Bützlin auf
dünnen Faseln oder Stielen. Gerathen am besten an mäßigen kühlen schattechten
Orten.
Krafft und Wirckung: Lilienblumen sind gemischter Natur / die Wurtzel und Blätter
zertheilen / trücknen und säubern / doch am meisten die Wurtzel.
Das Öl von den weißen Lilien ist gar gut / sich damit bestrichen auf dem Bauch / das
erwärmet fast die kalte Mutter / und erweicht die Feuchtigkeit / so darinnen verhartet
ist. Die Wurtzel gesotten / auf die harten Geschwer gelegt / macht sie zeitig.
Lilienwurtzel gebraten / darnach gestoßen / und Rosenwasser darunter gemischt /
benimmt das wilde Feur / stäts und ohne Underlaß darauf gelegt. Also auf Wunden
gelegt / macht es das Fleisch darinnen wachsen. Also auf den Bauch der Frauen gelegt
/ reiniget sie zu ihrer Geburt. Die Wurtzel von den heimischen weißen Lilien / gesotten
/ gestoßen und mit Reinberger Schmeer / oder Baumöl vermischt / und das auf die
Geschwer gelegt / erweicht dieselbige fast wol.
Marzell II,1296-1300: Weiße Lilie.
Species not in Read nor *Chih-wu*.

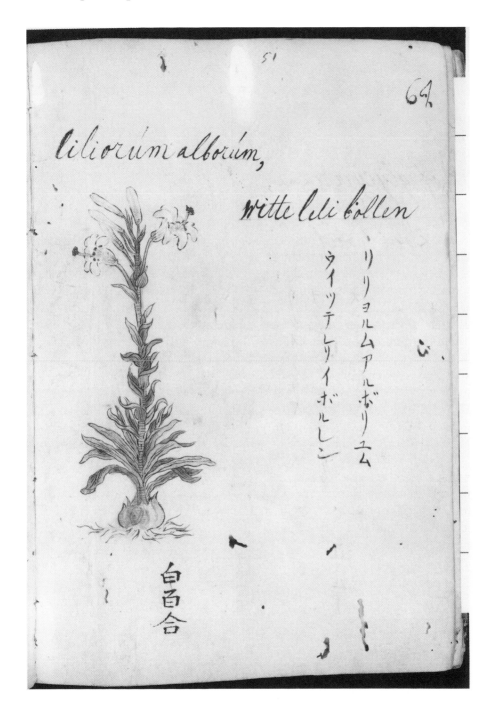

liliorúm albórúm,

witte lili bollen

リリヨルムアルボリュム

ウイッテレイイボルレン

白百合

52. Liqúiritiae

> of glycyrrhizae
> zoet hoút

リクイリチヤ
ヲフゲレイセイルリサア
スウトホウト

甘草 [kan-ts'ao, Jap.: kanzô] Read 391: Glycyrrhiza glabra, liquorice; *Chih-wu* 284; Matsumura 159.

Dodoens 551b: Calissiehout oft Ghemeyn Soethout
Botanical name: Glycyrrhiza glabra L. / Leguminosae.
Lonicer 404: Süßholtz / Glycyrrhiza. ... Süßholtz ist leichtlich aufzubringen / wächst sonderlich viel im Bamberger Bisthum. Die Wurtzel fladdert hin und her / gibt viel lange Sprißling / welche innwendig gelb / außwendig holtzfärbig / eines süßen Geschmacks / darauß wachsen hohe runde Stengel / mit schwartzgrünem Laub / gleich wie Diptam / oder Zissererbs / klebt an Händen so mans angreifft / trägt braune rothe Blümlin / auf Hyacynthen Farb / als Linsenblümlin geformet / die gelbe rauhe Schötlin mit harten Körnlin. Kein gebräuchlichere Wurtzel ist in der Ar[tz]ney / als diese.
Krafft und Wirckung: Der Safft und Wurtzel darvon ist fast zu allen Gebrechen gut / als zur Keele / Magen / Brust / Lungen / Leber / Blasen und Nieren / für den Husten / Durst / hitzige schwerende Harnwinde / dienet zu Magenpulvern und Treseneyen. Die Wurtzel gepülvert / ist gut zu Augengeschweren und Flüssen. Seine Tugend ist / daß es die Hitze deß Menschen / temperiert.
...[Süßholtzwasser] benimmt das Wehe der Lenden und Blasen / macht wol harnen / und bringt den Frauen ihre Feuchtigkeit oder Zeit. Gestoßen auf Geschwulst gelegt / benimmt es dieselbige also bald.
Safft von Süßholtz benimmt des Magens Geschwulst. Die Wurtzel von Süßholtz genützt / vertreibt der Blasen Ungemach. Er erweicht und treibt allen harten Schleim im Leib / durch den Harn herauß. ....
Marzell II,724-727.

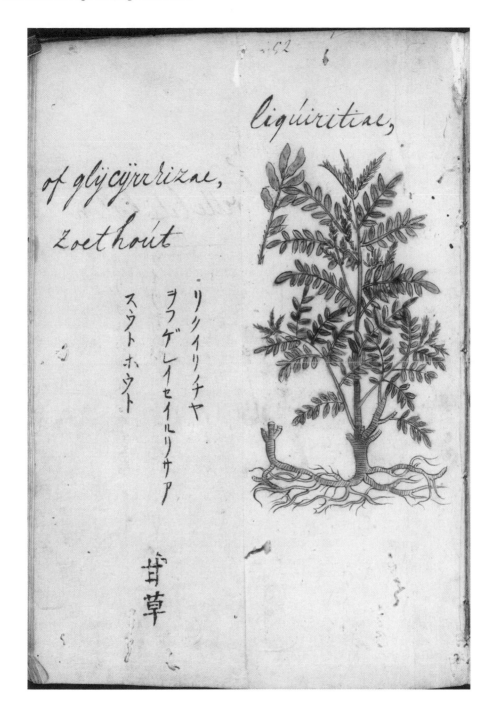

53. Coekoecksbroodt
酸模 [suan-mo]
スイカンボカタバミ
[katabami = tso-chiang ts'ao 酢漿草 *Chih-wu* 1124: Oxalis corniculata L., Indian sorrel]; Hoffmann 390.

Dodoens 918: Coeckoecks-broedt met geele bloemen.
Botanical name: Oxalis acetosella L. / Oxalidaceae.
Lonicer 454: Guckgauchklee / Alleluja. Der Guckgauchklee wird bey etlichen genennt Buchklee / Buchampffer / Guckgauchlauch / Saurklee / Gauchbrodt / Hasenklee / Hasenampffer. Graecis Oxytríphyllon und Oxys, Latinis Trifolium acetosum. Und in den Officinis Alleluja, und Panis cuculi.
Diß Kräutlin hat in ihm eine Schärpffe oder Säure wie Ampfer / bringt ein weiß gelb Sämlin / und braunroth knöpffichte Wurtzel / hat etwan 4. oder 5. Stenglin / wächst gern auf abgehauenen Bäumen und Steinrütschen / viel neben einander / auf jedem Stenglin ein besonder Blättlin / wie feine weise geschellte Violen oder Blümlin / auch durchauß mit klaren purpurfarben Äderlin unterzogen. Man mag es auch in Gärten pflantzen. Die Blätlin vergleichen sich den Kleeblätlin / sind jedoch viel linder und zärter / das Kraut ist kalt und trockner Natur / und sonderlich der Saame von diesem Kraut / aber die Blätter haben eine Feuchtigkeit in ihnen.
Krafft und Wirckung: Dieses Kraut ist gut genützt zu den Blattern im Mund / die den jungen Kindern und auch alten Leuten gefehr sind / also gekäuet / oder den Safft von diesem Kraut im Mund gehalten.
Dieses Krauts Safft heilet alle böse Blattern im Mund / wie gleichfals auch derselbigen Fisteln / mit Alaunwasser vermengt.
Dieses Kraut mit Wein gesotten / und den Mund damit gewaschen / benimmt das faul Fleisch darinnen mit Myrrhen vermenget.
Das Kraut ist denjenigen sehr bequem / so hitziger Complexion seyn / thut aber den kalten / nicht geringen Schaden. ...
Marzell III,479-496: Sauerklee.
Chih-wu 118: miyako-katabami, 山酢漿草 [shan-tso-chiang-ts'ao].

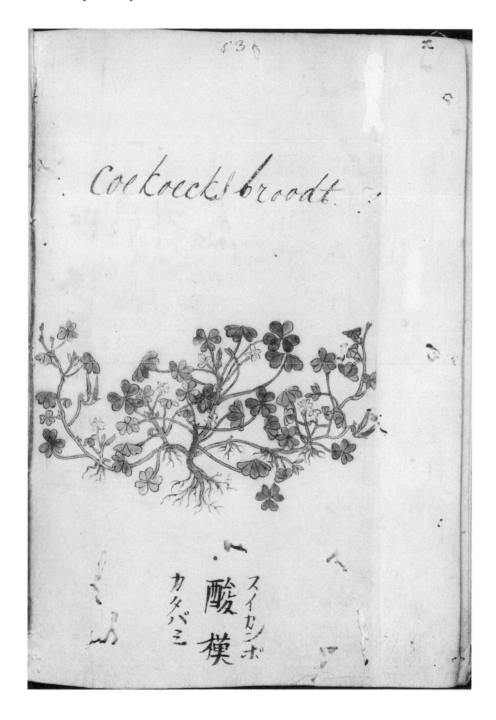

54. Mandaragorae
            mandragers
マンダラゴーラ
マンダラゲルス

Dodoens 748b: Mandragores
Botanical name: Mandragora officinarum L. / Solanaceae.
Lonicer 195: Alraun / Mandragora. ... Der Tiriacks- und Wurtzkrämer Alraun / in
Menschenform / ist lautet [!] Fabelwerck / und ein geschnitzt / gemacht Ding von
Bryonienwurtz / in warmen Sand gedörrt. Aber die Wurtzel Mandragora, ist wie ein
langer grauer Rettich / mit zweyen oder dreyen Gracken übereinander geschrenckt /
trägt große / linde Mangoltblätter / außgebreitet / ohne Stengel / braune Blumen / große
Saffranfarbe Äpffel / die zeitigen in der Ernde. Sollen mit Sorgen in der Artzney
gebraucht werden.
Wächst in Apulia, auf dem Gebirg Gargano, ist großer menge / und wird auch auf
vielen andern Bergen gefunden.
Krafft und Wirckung: Der Wurtzeln Safft ein drittheil eines Quintlins mit Meth oder
Honigwasser eingenommen / treibt den Schleim und schwartze Gallen auß. Mag den
Unsinnigen dienlich seyn.
Von dieser Wurtzel gessen / oder getruncken / macht so sehr schlaffen / daß man
Glieder vom Leib schneiden kan / daß es der Patient nicht empfindet.
Stoß Alraunblätter / legs aufs Haupt / es heilet den Grind. ... Alraunrinden dienen zu
den Artzneyen der Augen. Dieser Rinden drey heller Gewicht schwer für der Frauen
Gemächt gehalten / bringet ihnen ihre Zeit und treibt die todte Geburt herauß ...
Marzell III,52-53: Alraun.
Not in Read nor *Chih-wu*.

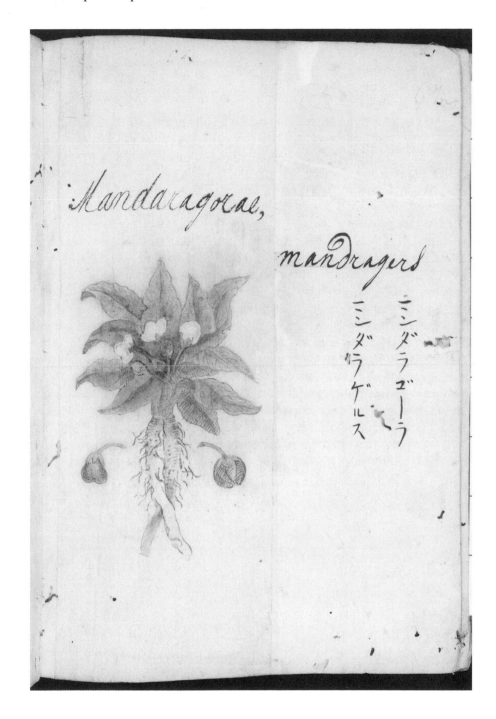

Mandaragorae,

mandragers

ミンダラゴーラ
ミダラゲルス

55. Mechoacannae   [alt. 68]
        Witte púr
        geer wortel
メコアカンナ
ウイツテヒユルゲ―ルウヲルトル
白兎藿 [pai t'u-huo] Read 161; Chih-wu 236: Cynanchum caudatum Maxim., ikema,
牛皮消]
イケマ

Dodoens 651b: Mechoacan
Botanical name: Exogonium purga Benth. / Convolvulaceae. (The «true» Jalapa).
Lonicer 555: Mechoaca
Hartwich,40: Nach Monardes, dessen Schrift zuerst 1565 erschien, ist sie
[Mechoacanawurzel] «vor etwa 30 Jahren», also etwa 1535 in Mexiko in der Provinz
Mechoacan (oder Valladolid) zuerst aufgefunden worden, jedenfalls bald nach der
Eroberung dieses Landes durch Cortez. Es werden dann hier und da noch andere
Sorten z.B. von Quito genannt. Neben ihrem Namen hieß sie auch Rhabarbarum
album, Rhabarbarum von Mechoacan, Jerucu, Bryonia americana wegen der
Ähnlichkeit der Wurzel mit der Zaunrübe und eben desshalb und wegen der
Ähnlichkeit der Wirkung Scammonium americanum. Sie scheint ziemlich langsam
bekannt geworden zu sein. Lonicerus nennt «Mechoaca eine frembde purgirende
Wurtzel – die erst vor kurtzen Jahren und nun mehr sehr in Gebrauch kommen,
darumb ich derselben auch allhie nach der Rhabarbara, meldung thun will». Lobelius
beschreibt sie als Peruviana Mechoacae provinciae planta Bryoniae similis und sagt,
sie sei 20 Jahre «ab hinc» bekannt geworden.[13]
Cf. Pomet, 67-69. Not in Read nor *Chih-wu*.

---

13   *Plantarum seu stirpium historia Matthiae de Lobel Insulani, cui annexum est adversariorum*
      volumen. Antverpiae 1576.

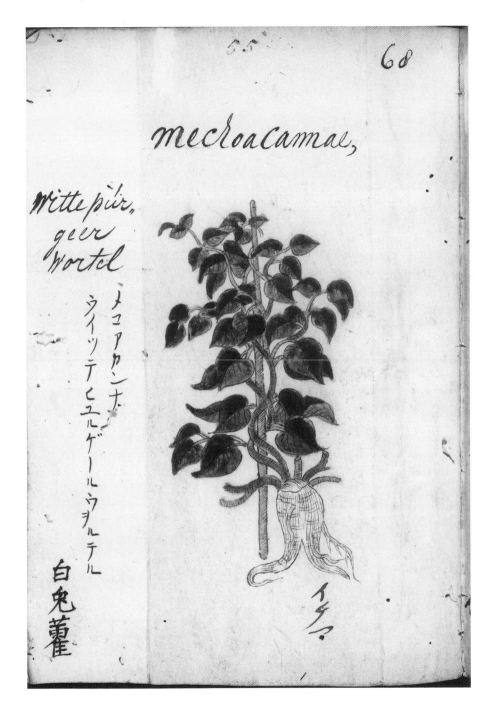

56. Meú   [alt. 69]
      beer wortel
メ―ユ
ベ―ルウヲルテル

Dodoens 489: Meum oft beer-wortel
Botanical name: Meum athamanticum Jaq. / Umbelliferae.
Lonicer 478: Beerwurtz / Seseli Creticum. ... Beerwurtz wird sie genannt von deß
rauhen Haars wegen / oder dieweil sie den Weibern zu der Beermutter dienlich ist / ist
in allweg dem Fenchel fast gleich hat in der Höhe weiße Blümlin wie Dill / der Samen
wie Peterlinsaamen / die Wurtzel ist obenauß haarecht / herb am Geschmack.
Krafft und Wirckung: Beerwurtz und Hirtzwurtz haben gar nahe alle Tugenden wie
Angelic. Seyn hitzig und trocken.
Der Saame und Wurtzel in Wein gesotten / und getruncken / sind bewehret für alles
Gifft deß Schirlings / Bilsen / Opii, und anderer.
Dieser Tranck / der Saame oder die Wurtzel / gepülvert / eingenommen / stillet das
Bauchwehe / Beermutter und Grimmen / führet den alten Schleim der Lungen und
Därme auß / öffnet die Leber und Miltz / erwärmet den Magen und Mutter. ...
Diese Wurtzel und Saame ist gut zu brauchen für den Schleim und Lendenstein /
sonderlich den kalten Weibern für den weißen Fluß.
Der Saame in einem Säcklin warm aufs Haupt und Nachen gelegt / verzehret und stillet
die kalte Flüß. ...
Marzell III,191-195: Bärwurz.
Not in Read nor *Chih-wu*.

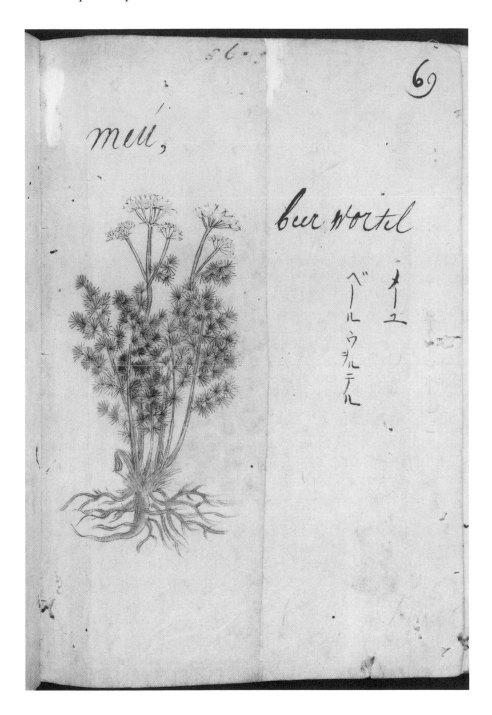

57. Narcisci
tyloozen
ナルシスシイ
テイロ―セン
水仙 [shui-hsien, Jap.: suisen] Read 662: Narcissus Tazetta, water nymph; *Chih-wu*
133.

Dodoens 349a+b: Narciss in't midden geel; Narciss met kleyne bloemen
Botanical name: Narcissus poeticus L. / Amaryllidaceae.
Lonicer 424: Narcissenrößlin / Narcissus. ... Deren sind fürnemlich zwey Geschlecht.
Erstlich das Gele / so man geel Hornungs- oder Mertzenblumen nennet ... Danach
sind die weiße Narcissenrößlin ...
Es ist das weiße Narcissenrößlin mit den Zwibeln und langen schmalen Blättern / den
gelben Hornungsblumen gleich / deren im Meyen viel beyeinander wachsen. Jede
Zwibel bringt zwischen vier Knoblauchsblättern einen runden glatten holen Stengel /
zu oberst mit einer schweeweißen Rosen von sechs Blättern / als ein gestirnte Rose / in
deren Mitte ein rund gelb erhaben Ringlin / in welchen drey gelbe Bützlin / wie an
andern Obsblumen. Wann die Blumen abfallen / kommen lange Schoten / wie an
gelben Wasserlilien / ist eines guten Geruchs / Kraut und Zwibel am Geschmack süß
und zähe. ...
Krafft und Wirckung: Narcissus ist warm und trocken / hefftet die gehauene Wunden /
und Spannadern bald wieder zusammen. Narcissenwasser bey der Kost gesotten / die
Brüh eingenommen / macht erbrechen.
Kraut und Wurtzel zerknirscht / aufgelegt / ist gut zu Geschwulsten / der
zerschwollnen Kindbetterin Brüsten / und zu allem Brand. Die Zwibel grün gestoßen /
mit ihrem Safft warm übergeschlagen / hefftet und heilet die gehauene Wunden und
Spannadern. Mit Honig Pflasterweiß übergelegt / bekommt er den schwachen
podagrischen Gliedern wol / heilet die hitzige Schäden und Brand / Risamen /
Zittrüsen und Flechten. ...
On Narcissus in China see Berthold Laufer: *Sino-Iranica,* 426-427.
See Marzell III,270-274: Narcissus. «Tyloozen» (Zeitlose), usually associated with
Colchicum, was also a common name for Narcissus. Marzell III,282-290: Narcissus
pseudonarcissus (yellow narcissus); 274-282: Narcissus poeticus L. (white narcissus
with yellow crown).

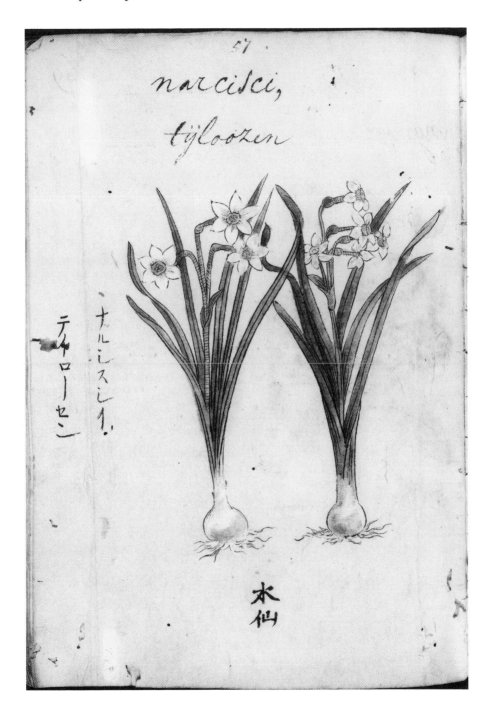

58. Nymphaenae   [alt. 71]
                              Plompen

ネイムハ―ア
プロムペン
萍川 蓬骨 [p'ing-ch'uan, p'eng-ku] Read 543: Nuphar japonicum; *Chih-wu* 133.

Dodoens 928: Geele plompen
Botanical name: Nymphaea alba L. / Nymphaeaceae.
Lonicer 393: Seeblumen / Nymphaea. ... Seeblumen ist ein Gewächs in Bächen oder
Seen / steiget unten auß dem Grund / mit einer großen Wurtzel / seine Blätter sind groß
und rund / ligen oben auf dem Wasser / haben ein gelbe Blume / darauß wird ein grüne
Dotten / gleich dem Magsaat / in welcher ihr Saame verschlossen. ...
Krafft und Wirckung: Ist kalter und feuchter Natur im andern Grad.
Die Blumen soll man im Mayen samlen. Auß den Blumen macht man einen Syrup / ist
gut wider die Fieber / und hitzige Lebern innerlich gebraucht. ...
Der Syrup genossen / erweicht den Bauch / ist gut den Fiebern / so sich im Sommer
ereigen / löschet die Hitz. Nenuphar stärckt das Hertz / sonderlich der Syrup.
Die Blumen schwimmen auf dem See oder stillstehenden Wassern / etliche gelb /
etliche weiß / man braucht sie in der Artzney / das Kraut aber gar nicht.
Die Wurtzeln geschabt und zehen Tag gessen / stillet die rohte Ruhr.
Seebumen machen schlaffen / legen alle unnatürliche Hitz des Haupts / der Leber /
Magens und Hertzens ...
Marzell III,347-358: Weiße Seerose.
Matsumura 242: *Kawa-hone* (for Nuphar japonicum DC.); Hoffmann 383 (kô-hone).

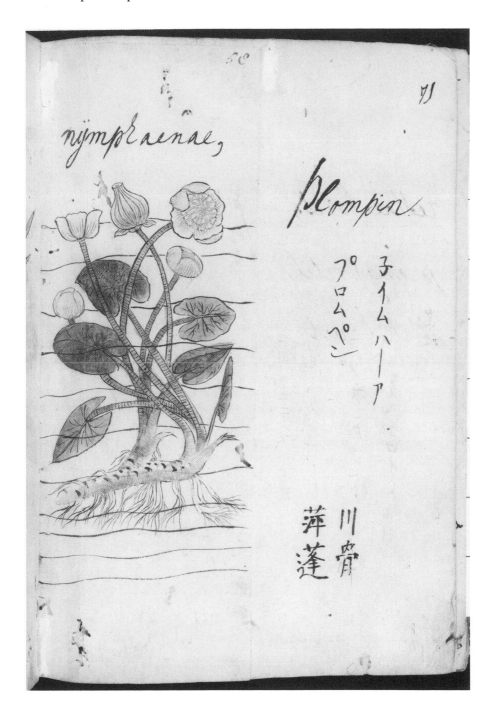

nijmphaenae,

Plompin

子イムハーア
プロムペン

川骨
萍蓬

59. Ononides

> restae bovis
> prang wortel
> Stal kruit

ヲノ ニデス
レスタアボ―ヒス
プランガウヲルトル
スタルコロイト

Dodoens 1164: Pranghwortel oft Stal-cruydt. Hauwhechell.
Botanical name: Ononis spinosa L. / Papilionaceae.
Lonicer 191: Hauhechel / Questenkraut / Resta bovis. ... Dieses scharffe dornichte Gewächs trägt blumen [!] wie die Faselen oder schwartzen Erbiß / darauß werden kleine Schötlin wie an der Linsen / mit Saamen / als Wicken / hat viel schwartzgrüne runde Blätter / wie Ehrenpreiß oder Klee / und scharffe Dorn / ist übel zu vertilgen / von der sehr langen Wurtzeln wegen / hindert die Frucht und Graß / irret die Pflüg / Schnitter und Mäder.
Wächst fürnemlich auf den Wiesen und andern gebauten und ungebauten Feldern.
Krafft und Wirckung: Dieses Kraut ist der fürnemsten Steinkräuter eins / so den Stein und Harn im Menschen und im Viehe / außtreiben / daher es auch Steinwurtzel genennet wird.
Die Alte haben dieses Kraut / indem es noch jung / eingebeist / und zur Speiß über Jahr behalten / wird in der Artzney hoch gepriesen. Rinde und Wurtzel in Wein gesotten / oder in Wein gelegt und getruncken / treiben den Stein mit Gewalt. Treiben auch die verborgene Feigwartzen herauß / und heilen dieselbige. Den Wein im Mund gehalten / stillet das Zahnwehe.
The name is derived from Greek ónos - donkey.
Marzell III,386-405 gives also the name «Stallkraut».
Not in Read nor *Chih-wu*.

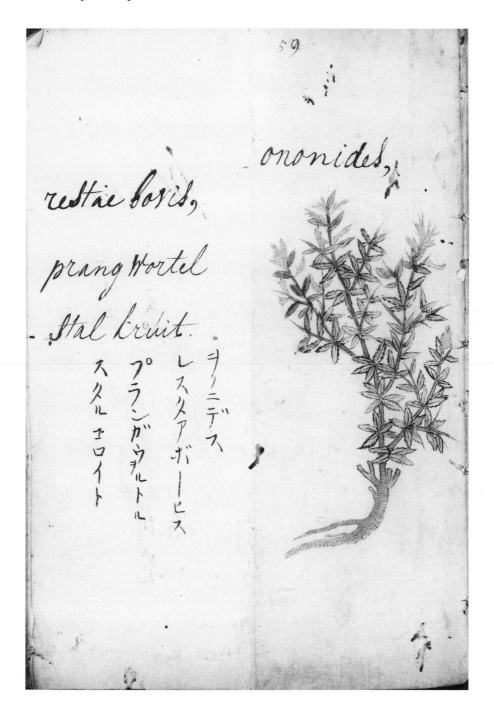

ononides,

restie bovis,

prang Wortel

Stal kruit.

チノニデス
レスメアボーヒス
プランガウヲルトル
スタル コロイト

60. Groot vaeren   [alt. 73]
コロ—トハ—レン

Dodoens 757: Eenen tack van Groot oft water-varen
Botanical name: Osmunda regalis L. / Osmundaceae.
Lonicer 460-461?
Marzell III,475-478: Königsfarn.
Matsumura 247: zemmai.
Chih-wu 1433: 薇 [wei], Osmunda regalis L.

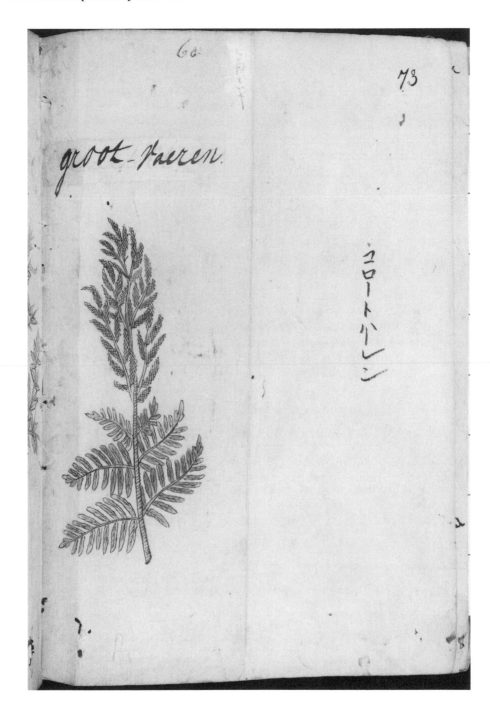

61. Keykens   [alt. 75]
ケイケンス

Dodoens 265b: Keykens oft gemeyne tuylkens-bloemen, Tonnernaegelin.
Botanical name: Dianthus caryophyllus L. / Caryophyllaceae.
Lonicer 402: Graßblumen / oder Nägelinblumen / Flos Garyophyllorum. ... Diese
Graßblumen / seyn vieler Farben / als roth / weiß / weiß gesprengt mit rothem / als
Blutströpflin / und dergleichen seltzam durcheinander / gefüllt und ungefüllt / haben
Graß wie der junge Knoblauch. Bringen erstlich lange Knöpff / darauß im
Brachmonat die schönen Blumen aufgehen. Gegen dem Herbst gibts lange
Magsaamenknöpflin / mit schwartzem Saamen / wie Zwibelsaamen.
Das wilde Geschlecht / nennet man Dondernägelin / Feldnägelin / und Blutstropff /
Heydenblumen ... Wachsen auf dürren heißen ungebauten Orten / ist ein dürr mager
Kräutlin / bringt zu öberst etliche liechte oder satrothe Blümlin / besaamen sich auch
wie Magsamenknöpfflin.
Krafft und Wirckung: Solche Gräser seyn jedermann wol bekannt / werden viel zum
Lust und Artzney gebraucht. Als Graßblumen frisch zerstoßen / in Hauptwunden
gethan / legen den Schmertzen / ziehen die Wunden zusammen / zeucht auch alle
Schifer und Bein auß denselbigen herauß.
Ein Rauch von der Wurtzel gemacht / oder das Kraut in Wasser gesotten / auf das
Haupt geschütt / oder an die Schläffe gestrichen / legt das Hauptwehe. Man macht
auch Conserva Zucker auß diesen edlen Blumen / wie von Rosen und Violen / etc. fast
anmüthig zum schwachen Hertzen und hitzigen Fiebern. Graßblumenessig / wie von
rohten Rosen / dienet sehr wol zum Hauptwehe / daran gerochen / und an die Schläff
gestrichen.
Marzell II,100-105: Garten-Nelke.
Read 546: 紅茂草 [hung-mao-ts'ao], Dianthus caryophyllus L.
Chih-wu 512: 和蘭瞿麥 [Ho-lan ch'ü-mai], Jap. *nadeshiko*; Matsumura 117:
anjaberu.

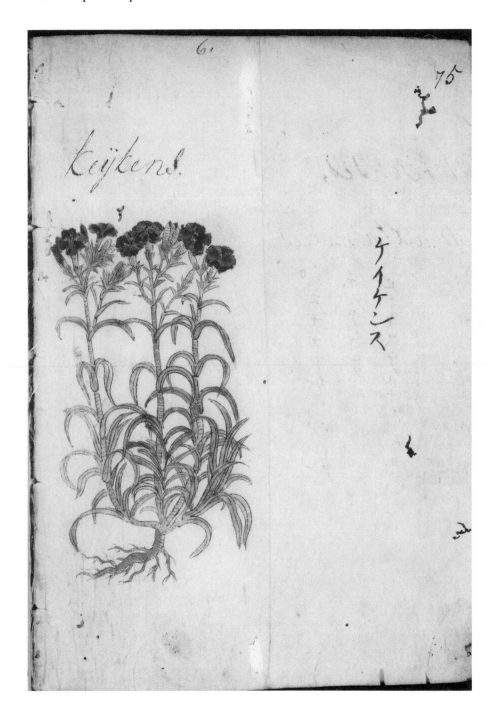

62. Pastinacae   [alt. 77]
                      hortensis
                      pinxternakels

パステナ—カ
ホルテンシス
ピンキステルナ—ケルス

Dodoens 1062 (3 instead of 6 umbels)
Botanical name: Pastinaca sativa L. / Umbelliferae.
Lonicer 476: Pastenachen / Mören / Patinaca sativa & sylvestris. ... Seines
Geschlechts sind fürnemlich zwey / nemlich zame und wilde. Der zamen sind
wiederum dreyerley / etliche roth / etliche gelb / und etliche weiß.
Die wilde Pasteney oder wilde Mören ... blühen gelb / haben Dolden / wie die Dill /
der Saame ist gantz rauhe / wie Filtzläuß gestalt.
Die Zame werden hin und wider in den Gärten und auf den Äckern gesähet: Die Wilde
aber wachsen auf den Feldern und lustigen Hügeln von sich selbst.
Krafft und Wirckung: Pastenachen sind hitzig im andern Grad / und feucht im Anfang
des dritten Grads.
Die wilde Mören sind bitter / hitzig und trocken im dritten Grad.
Diese haben große Tugenden in ihnen / und sind gleich einer Natur. Sie machen gut
Geblüt / und bringen lustige Begierd.
Die Wurzel grün gesotten / und mit Butter geschweist / sind fast undäulich / aber dörr
taugen sie gar nichts.
Wilde Mören in Wein gesotten / und Feigen / so viel man wil / darunter gemischt /
benemmen den truckenen Husten / und sind der Blasen / Leben und Nieren gut. Aber
getruncken / dienen sie zum Keichen.
Dieses Krauts drey Hand voll in Wein gesotten / Öl darunter gemischt / und gelegt auf
den Bauch / benimmt die Harnwinde / und wärmet den Magen. ...
Marzell III,588-594: Pastinak.
Not in Read nor *Chih-wu*.

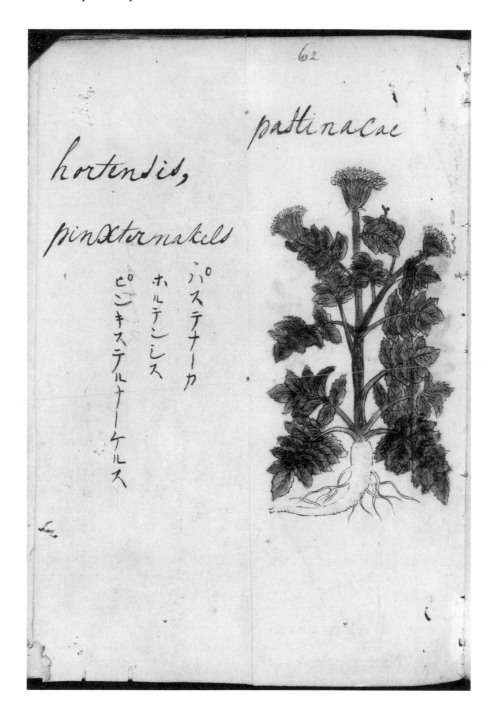

62

pattinacae

hortensis,

pinxternakels

パステナーカ
ホルテンシス
ピンキステルナーケルス

63. Paeoniae

> peoni wortel
> mannetje
> wyfie
> foeminae

ペヨニヤ
ペヨニ―ウヲルトル
マンネチイ
ウエイヒイ
フミイナア

芍藥 [shao-yao] Read 536: Paeonia albiflora; peony root. *Chih-wu* 464: P. albiflora
Pall., Jap.: *shakuyaku*. Hoffmann 395 (shakuyaku).
Dodoens 299. Botanical name: Paeonia L. / Paeoniaceae.
Lonicer 403: Peonienrosen / Paeonia. ... Seiner Geschlecht sind zwey / das Männlin /
so an unsern Orten unbekant / und Ninivienwurtz genennet wird. Das ander ist das
Weiblin / allenthalben gemein / so in diesem Capitel beschrieben wird.
Beninien ist ein Kraut mit harten Blättern / wie Nußlaub / oder Christwurtzblätter
formiert / die sind unden fahlgrün / seine Blumen groß und roht / etliche gefüllt / und
etliche ungefüllt / gleich wie die rohte Rosen / gelb Sämlin darinnen / davon wird ein
Gewächs oder Schötlin / wie ein Mandelknopff / deren wachsen zwey / drey oder
mehr neben einander / und hat innwendig rothe Körner / in der größe / wie ein Erbs /
welche wann sie zeitig sind / schwartz werden / die Wurtzel ist knöpfficht aneinander /
wie Eicheln / je älter sie wird / je mehr darauß kommen / jährlich so viel Stengel / so
viel Jahr die Wurtzel alt ist. ...
Krafft und Wirckung: Die Körner sind in viel wege gut / und sonderlich treiben sie der
Frauen monatliche Zeit / und zugleich auch die todte Geburt. Welche Frau an ihrer
Geburt Schmertzen leidet / deren gebe man Peonienköärner mit Wein / sie treiben / und
helffen der Geburt wol fort. Die Körner gestoßen / und Zitwan / Galgan und Zucker /
jedes gleich viel / darunter vermischt. Diese Treseney ist gut genützt Abends und
Morgens / treibt das Gifft auß / bringt sänfftigen Stulgang. Dieser Körner 30. oder 32.
in rothen Wein gethan / von Frauen getruncken / benimt den übrigen Fluß der Mutter.
Die Frauen / denen ihre Mutter aufführt von einer Seiten zur andern / sollen der Körner
35. in Honigtranck / von Honig und Wein gemacht / oder in Wein thun / und den
trincken / es hilfft wol. Also genützt / vertreibt es auch den Alp / das ist ein Sucht oder
Fantasey / so den Menschen im Schlaff truckt / daß er nit reden noch sich regen kan.
Die Wurtzel am Hals getragen / ist gut für die fallende Sucht. ...
Marzell III,501-524: Pfingsrose. Cf. P. mascula Mill. and P. foemina Garsault, both
from the Mediterranean; the male and female connotation refer to the more or less
delicate structure of the leaves.

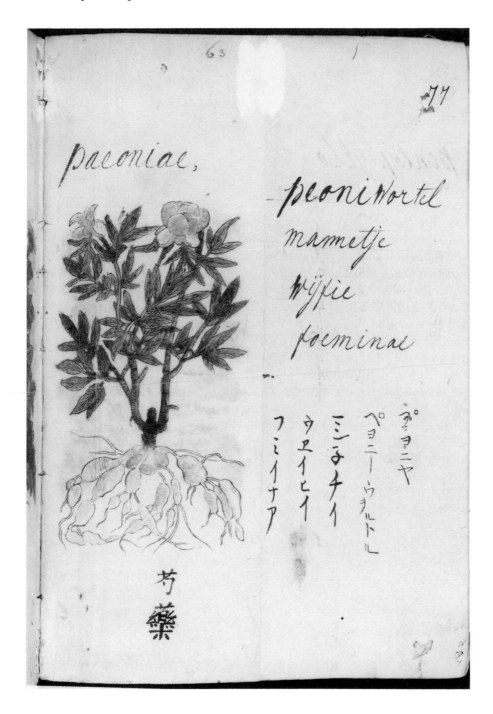

paeoniae,

peoni Wortel

mametje

wijfie

foeminae

63

77

ペヲニヤ
ペヨニーウルトル
ミメチイ
ウヱイヒイ
フミイナア

芍
藥

64. Pentaphylla
        Vijfvingher krúydt
ヘイフヒンゲルコロイト
ペンタヘイルラ
黄獨葵 [huang shu-k'uei] Read 275: Althaea rosea; *Chih-wu* 1146: Hibiscus Manihot.

Dodoens 161
Botanical name: Potentilla reptans L. / Rosaceae.
Lonicer 448: Fünffingerkraut / Pentaphyllum. ... Es ist dieses Krauts vielerley / klein und groß / seine Blätter in fünff / etliche in sieben Theil getheilt / hat ein rothe Wurtzel / und viel Stengel / gelbe Blumen / wächst gern an feuchten Stätten / bey den Wegen / oder auf wüsten Bergen. Dieses Krauts Wurtzel trücknet fast im dritten Grad / hat eine kleine Wärme an ihr. Diß Kraut hat einerley Art mit dem Tormentill.
Krafft und Wirckung: Dieses Kraut in Essig gesotten / auf Geschwer oder Gebrechen deß Rotlauffs gelegt / zeucht große Hitz herauß / benimmt auch das Wehe an Diechen und Gewerben. Die Blätter über Nacht in Wein gelegt / Morgens getruncken / ist für die fallende Sucht.
Die Wurtzel dieses Krauts gepülvert / auf Feigblattern gelegt / heilet dieselbige.
Die Blätter in Wein gesotten / getruncken / vertreibt das viertägige Fieber.
Wien in gleichem auch die Blättter [!] in Honig und Essig gelegt. Das Kraut mit altem Schmer gestoßen / heilet die Wunden am Leib / und Gliedern. Wer die Geelsucht hat / der mache Küchlin auß Fünffingerblat / thue darzu Semmelmeel / und Wasser / esse die 9. Tage nacheinander / er genießt. Die Wurtzel mit Essig gesotten / und Pflasterweiß aufgelegt / tödtet die um sich fressende Schäden der Fisteln / deß Krebs / und andere faule fließende Schäden. Das Kraut ist gut genützt wider die starcken Fieber / ...
Marzell III,1023-1026: Kriechendes Fünffingerkraut.
Species not in Read nor *Chih-wu*.

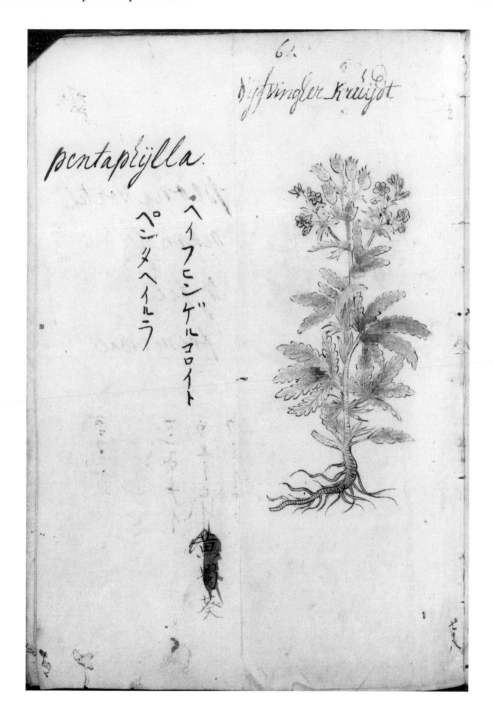

62.

Vijfvingler kruijot

pentaprijlla.

ヘイフヒンゲルコロイト

ペジタヘイルラ

65. Petroselini

       peterseli wortel

ペトロセリ二

ペ—テルセリウヲルトル

芹 [chʻin] = 靳 *Chih-wu* 574 [«celery», Mathews: *Chinese-English dictionary*]

Dodoens 1085 (less blossoms)

Botanical name: Petroselinum crispum A. W. Hill / Umbelliferae.

Lonicer 487: Peterlin / Petroselinum. ... Peterlin ist in allen Häusern / Küchen und Apotecken wol bekannt / zur Speiß / reichen und Armen nicht zu verachten / wird in Gärten gepflantzt.

Krafft und Wirckung: Die Wurtzel und Kraut gebühren dem Koch / der Saame fürnemlich dem Apotecker.

Wann sie ein Jahr in der Erden steht / trägt sie Stengel und Saamen / blühet gelb. Ist von Natur hitzig und trocken im dritten Grad im Anfang / oder am Ende deß andern Grads.

Petersilienkraut ist gut den Weibern / so die Kinder von der Milch entwehnen / gestoßen / und über die Brüst gelegt / solches zertheilt die Milchknollen / legt die Hitz und die Geschwulst / so von der Milch entsteht.

Petersilien ist von Natur durchtringend / darum macht sie wol harnen / ist gut für den Stein / der Saame und Wurtzel. ...

Der Saamen ist durchtringend in seiner Wirckung / darum bringt er den Frauen ihre natürliche Blume. Ist gut gessen für Winde im Bauch.

Gestoßen und auf den bösen Grind gelegt / säubert es und macht ein glatte Haut. ...

Marzell III,629-633: Petersilie.

Not in Read nor *Chih-wu*.

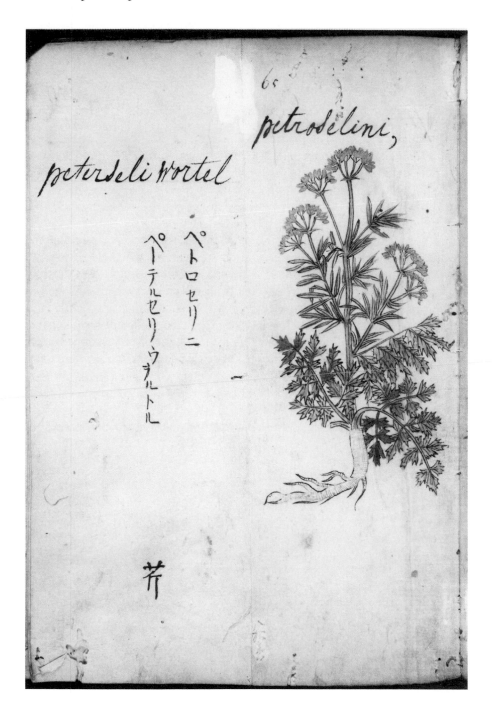

66. Peúsedani   [alt. 81]
                       verkens wortel

ペウセダニ
ヘルケンスウヲルトル

Dodoens 509 (1 blossom missing)
Botanical name: Peucedanum officinale L. / Umbelliferae
Lonicer 193: Haarstrang / Peucedanum. ... Es wächst an dunckeln und schattichten
Bergen / mit einem dünnen magern Stengel / gleich dem Fenchel / ist um die Wurtzel
sehr haaricht / bringt im Heumonat und Augstmonat seyn gelbe Blum. Die Wurtzel ist
lang / inwendig weiß / eines starcken Geruchs / voller Saffts / welcher zu zeiten an der
Wurtzel wie ein Gummi gestehet.
Krafft und Wirckung: Haarstrang ist warm im andern / und trocken im dritten Grad.
Die Wurtzel in Wein gesotten / reiniget die Brust / zeucht den zähen kalten Schleim auß
derseligen herauß / legt den alten kalten Husten / treibt und befürdert die schwere
Geburt / öffnet die Beermutter. Sein Safft hat gleiche Wirckung / wird auß der Wurtzel
gesamlet / wann sie noch jung ist. Wann man den Safft außtruckt / sol man die Nase
und das Haupt mit Rosenöl schmieren / das der Geruch dem Haupt nicht schade. Mit
Honig gebraucht / wehret es den Harnwinden / und heilet das Schlangengifft. Wer
sich mit dem Safft schmieret / der ist sicher vor den Schlangen. Die Wurtzel mit Essig
und Öl außgestrichen / ist gut zu allerley Gebrechen der Sennadern. Mit Rosenöl
angestrichen / ist sie gut für den Schwindel / Tobsucht / groß Hauptwehe / fallenden
Siechtag und Lendenwehe. ...
Marzell III,637-641: Echter Haarstrang; he mentions also the Durch name Ferken-
wurz.
Species not Read nor *Chih-wu*.

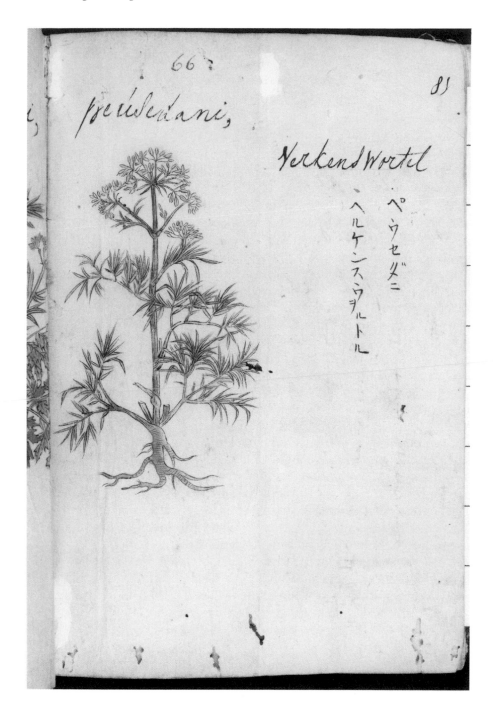

67. Phú

    Velerianae
    speer krúid
    Sintjoris krúid

ピユ
ヘレリヤナア
スペ—ルコロイト
シンチヨ—リスコロイト
白鮮 [pai-hsien] Read 350: Dictamnus albus, pimpernel

Dodoens 565a
Botanical name: Valeriana officinalis L. / Valerianaceae.
Lonicer 286: Baldrian / Valeriana. Baldrian oder Dennmarck / Item Garten Seljung /
Theriacskraut / Katzenwurtzel / Augenwurtzel / Graecis Phu, Latinis Nardus agrestis
und Phu. ... Das groß Baldrian / Valeriana maior und Phu magnum, genannt / und
insonderheit Theriacskraut / hat viel große zertheilte Blätter / welche unten umher
gespreitet sind / wie S. Barbarakraut / hat ein wolriechende dicke Wurtzel.
Das ander ist das gemeine Baldrian / so man Katzenwurtz nennet / und wird Valeriana
vulgaris und Phu vulgare genannt. ... [Baldrian] wächst wie Garten Eppich / hat einen
langen holen hohen Stengel / oben ein Kron / Blumen weiß und roth gefärbt wie
Dosten / sein Wurtzel ist weiß zaselecht in der Erden / wächst gern auf hohen Rücken
und Hecken. Ist hitzig im dritten Grad / und trocken im Anfang deß andern. Die
Wurtzel von diesem Kraut wird in der Artzney gebraucht.
Krafft und Wirckung: Die Wurtzel macht schwitzen / von deren getruncken / macht
auch harnen. Oder das Pulver darvon mit Wein eingetruncken / vertreibt auch den
Kaltseich. ... Die Wurtzel in Wein gesotten / den getruncken / stillet den schmertzen
der Seiten und Rückenwehe. Die Wurtzel mit Fenchel, Eniß und Süßholtz gesotten /
das getruncken / vertreibt den Husten und schweren Athem. Baldrian Blumen oder
Wurtzel in Wein gesotten / in die Augen getröpfft / macht dieselbige klar. Heilet auch
die Wunden / Feigwartzen / etc. Kraut und Wurtzel grün gestoßen / aufs Haupt gelegt /
stillet derselbigen Schmertzen und vertreibt den Rotlauff. ...
Marzell IV,990-1000: Echter Baldrian, which is called already by Bauhin Sancti
Georgi herba and Phu germanicum. Cf. Valeriana phu L. Marzell IV,1000-1001:
Großer Baldrian, also called Sant Joriskraut.
Matsumura 372: 拔地麻 [pa-ti-ma].
Chih-wu 708: 穿心排草 [ch'uan-hsin-p'ai-ts'ao], Jap.: *kanokosô*; V. officinalis L.

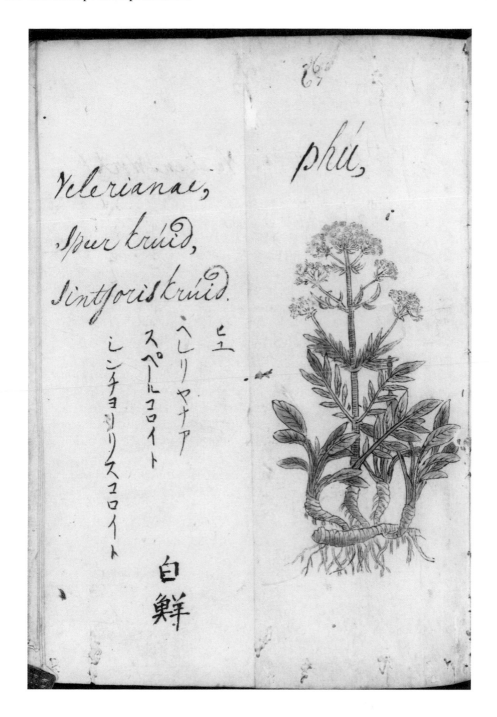

phu,

Velerianae,
Spur kruid,
Sintjoris kruid.

ヘレリヤナア
スペールコロイト
シンチョリリスコロイト

白鮮

68. Pimpinellae   [alt. 83]
                         pimpernel

ピムピネルラ
ピムペルネル
地楡 [ti-yü] Read 460: Sanguisorba officinalis, Burnet; *Chih-wu* 366.
[The leaves of Pimpinella saxifraga are very similar to those of Sanguisorba minor, which belongs to the Rosaceae family.]

Dodoens 144b
Botanical name: Pimpinella magna L. / Umbelliferae.
Lonicer 474: Bibinell / Pimpinella. ... Dieser Bibinellen haben wir drey Geschlecht / die erste ist die rechte gemeine Bibinell / ... gleicht an Gestalt dem hohen Steinbrech / hat weiße Dolden / und lange weiße scharpffe schmackende Wurtzeln. ... Sie wachsen auf ungebauten Feldern und Hügeln / und werden auch etwann in den Gärten gepflantzt.
Krafft und Wirckung: Bibinell ist hitzig und trocken im andern Grad. Ist beyde am Geschmack und Wirckung nützlich und gesunder / dann kein Pfefferwurtz. Ist sonderlich gut für Gifft / und benimmt alle Unreinigkeit außwendig des Leibs.
Die Wurtzel in Wein gesotten / den getruncken / treibt das vergifftig pestilentzisch Geblüt vom Hertzen ab / und stillet auch das Hauptwehe.
So ein Mensch biß in die Hirnschal verwundet ist / der tröpffe Bibinellensafft darein / es heilet bald ohne Schaden. Ferner auch die Geschwer und andere Wunden. ...
Bibinell mit Wein gesotten und getruncken / vertreibt die Lendensucht. Ist auch sonderlich gut für den bösen Husten / und räumet um die Brust.
Diß Kraut in Wein gesotten / bricht den Stein in Nieren und Blasen. Ist auch gut wider den Kaltseich. ...
The name is derived from Latin bipinnula: bipinnate.
Marzell III,753-761: Pimpinella saxifraga L.: Kleine Pimpernelle; both species are not distinguished in popular names.
Species not in Read nor *Chih-wu*.

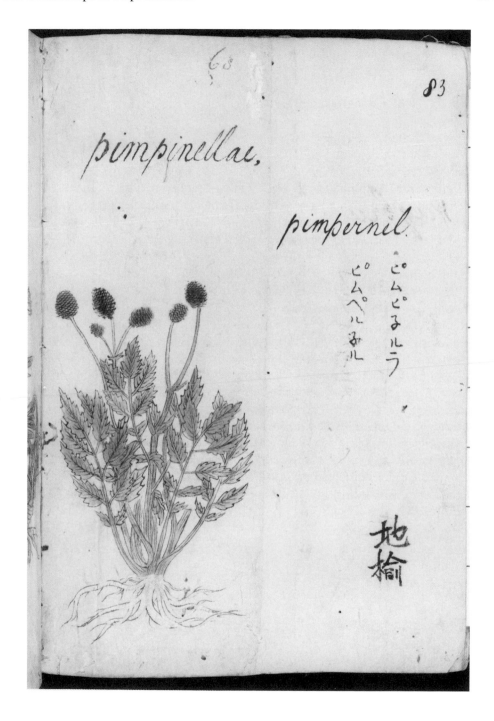

pimpinellae,

pimpernil.

ピムピるルラ
ピムペルみル

地
楡

69. Plantaginis
         weegbree
プランタギニス
ウエ‐ギブレ―
車前草　[ch'e-ch'ien-ts'ao] Read 90: Plantago major, plantain

Dodoens 147b above: wechbre
Botanical name: Plantago major L. / Plantaginaceae.
Lonicer 319: Wegerich / Plantago. ... Deß gemeinen Wegerichs seyn drey Geschlecht.
Erstlich der rothe Wegerich / ... Er wächst mit groben breiten rothbraunen Blättern /
wie der Mangolt / hat eckichte braune Stengel / um welche es seinen Saamen in einer
Ähren hat / blühet braungelb. Die Wurtzel ist weiß / haaricht / Fingers dick.
Das ander Geschlecht ist der breite Wegerich / Plantago maior, das ist / groß Wegerich
genannt / und Septinervia, dieweil jedes Blat sieben Adern hat. Er ist dem rothen
Wegerich nicht ungleich / allein daß die Blätter rŭnder seyn / und jedes sieben Adern
hat / blühet weiß / und bringt auch seinen Saamen wie die rothe / dem Basilien gleich.
Wächst auf den Weegen und Wiesen. ...
Krafft und Wirckung: Wegerich / ist mittelmäßiger kalter und trockener Natur. ...
Wegerichsafft mit einen Clystier eingelassen / benimmt das Kalt oder Fieber / so lange
gewehret hat.
Mit diesem Safft die Augen bestrichen / vertreibt derselbigen Hitze und Geschwulst.
Damit die Zähn gewaschen / nimt es derselbigen Schmertzen und Geschwulst hinweg.
Der Safft ist gut den Frauen / denen man ihre Blum nicht stillen kan / mit einem Tuch
auf die Scham gelegt / sobald es getrücknet / sol mans wider netzen.
Der Saame gestoßen / und mit Wein getruncken / ist in allen Dingen gut / darzu der
Safft gerühmet wird. Der Safft lang im Mund gehalten / heilet desselbigen Fäule / und
die Wunden auf der Zungen. Der Safft in die Fisteln gelassen / heilet sie gleichfals.
Der Safft in die Ohren gelassen / heilet und trücknet die Geschwer. ...
Marzell III,815-834: Großer Wegerich.
Chih-wu 484: 車前　[ch'e-ch'ien], P. major L. var. asiatica Dche., Jap.: *ôbako.*

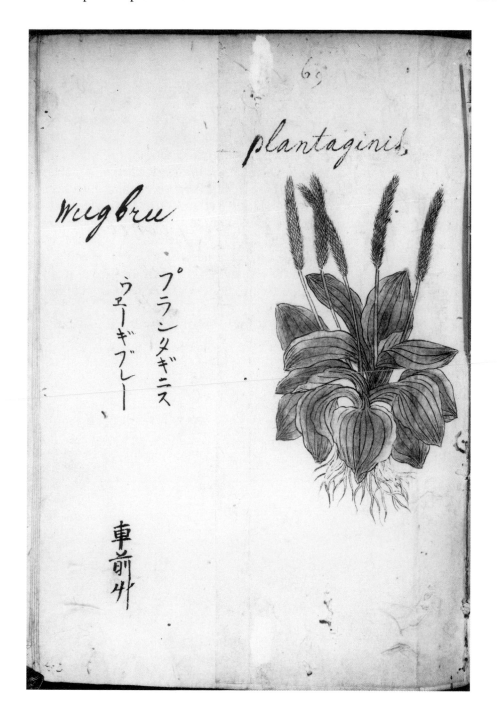

70. Polypody qúerni   [alt. 85]
        eiken vaan
ポレイポデイクエルニ
エイケンハアン

Dodoens 761a: Eycken-Varen. Querna filix
Botanical name: Polypodium vulgare L. / Polypodiaceae.
Lonicer 461: Eichfarn / Filix querna. ... Baum oder Eichfarn / wachsen zwischen sandechten Felsen / kleine gefiderte Farenstenglin / deßgleichen an etlichen faulen Sümpffen [!] der abgehauenen Eichbäume / diese Farn werden mit ihren Federn und Stengeln nicht höher / dann der Engelsüß [Polypodium] / aber fast kleiner / zu beyden seiten der braunen runden Stenglin zerschnitten / wie große Farn. Ist deren Complexion / wie das gemein Farnkraut.
Krafft und Wirckung: Sein Natur ist wie der andern Farnkräuter. Die Wurtzel und Kraut der Eichfarn zerstoßen / und übergelegt / vertreiben die Haar / und solches Pflaster soll jederweilen erfrischet werden.
Marzell III,945-952: Engelsüß.
Species not in Read. *Chih-wu* 229: 水龍骨 [shui-lung-ku], P. vulgare L. var. japonicum Fr. et Sav., Jap.: *oshagojidenda*.

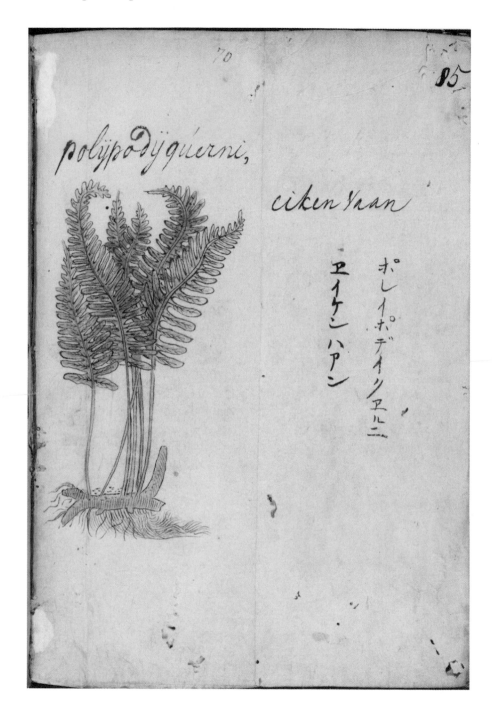

71. Pyrethri   [alt. 87]
                        bertram

ペイレテリイ
ベルタラム

Dodoens 561a
Botanical name: Anacyclus Pyrethrum DC. / Compositae.
Lonicer 485: Bertram / Pyrethrum.
Krünitz IV,251-253: Bertram, Bertramswurzel, sonst auch Pertram, Zahnwurz,
Speichelwurz, Genferwurz, Alexander-Fuß genannt, L. Pyrethrum, Radix Pyrethri,
Dentaria, Radix Salivalis, Pes Alexandrinus, Fr. Pyrethre, oder Racine salivaire, ist
eien Wurzel, welche aus fremden Landen gedörrt zu uns gebracht wird, ... Ihre
Blätter sind beinahe wie das Fenchelkraut zerschnitten, allein viel kleiner, grün, und
dem Möhrenkraute nicht ungleich. Zwischen denselben erheben sich kleine Stängel,
die auf ihren Spitzen große, breite, wie mit Strahlen umgebene Blumen, die den
Maßliebenblumen ziemlich ähnlich sind, oder vielmehr wie das Chrysanthemum, und
leibfarbig aussehen; ... Sie hat eine Kraft zu erwärmen, zu eröffnen, zu verdünnen,
zu zertheilen, und der Fäulnis zu widerstehen. Sie treibt gar sehr den Urin, Schweiß
und Speichel. ... In Wein und Baumöl gesotten, und die lahmen und vom Schlage
gerührten Glieder damit bestrichen, hilft vortrefflich; dienet auch denen, so die Gicht
an den Füßen haben, wenn sie es als ein Pflaster auflegen. ...
Von dem Kraut wird auch mit Essig und Zucker ein Sallat daraus gemacht, den man
zum Gebratenen auf die Tafeln giebt, und der von vielen hochgeachtet wird.
Marzell I,251-253: Bertram.
Not in Read nor *Chih-wu*.

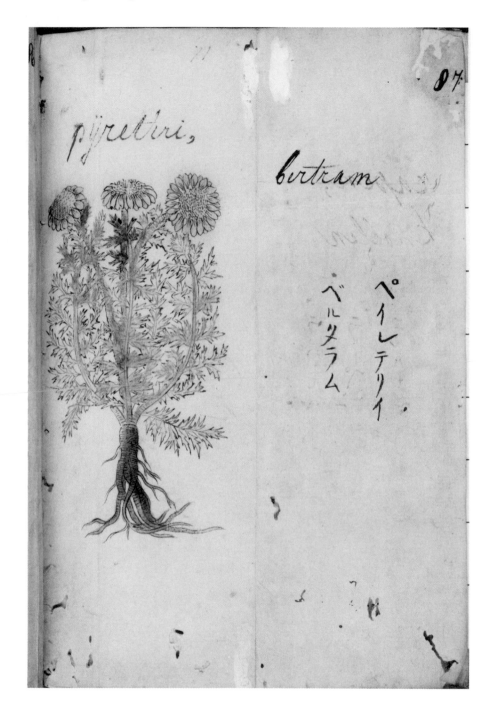

72. Raparúm

        rapen
        knollen

ラパールム
ラーペン
コノルレン

蕪 [wu] [wu-ch'ing 蕪青 , Chih-wu 1385: Brassica campestris L., Read 477: Rape turnip]

Dodoens 1052a: Rapune
Botanical name: Brassica rapa L. (B. campestris L.) / Cruciferae.
Lonicer 413: Rüben / Rapum. ... Rüben seynd allerlei Art und Gestalt / klein lang / groß / nach Art und Pflantzung auch deß Lands Art. Blühen gelb / wachsen gern in Feldäckern / wann man sie pflantzt. In Gärten werden sie bitter.
Krafft und Wirckung: Rüben seyn warm im andern Grad / und feucht im ersten. Bringen viel Feuchtigkeit / seyn doch hart zu verdäuen / bringen auch viel Winde. Die heimische Rüben seyn unverdäulich / und gesotten / blähen sie den Bauch / und mehren die Feuchtigkeit im Leib. Den Saamen von Rüben / braucht man zum Tyriac / ist gut für Gifft. Welcher ein gifftigen Trunck hat gethan / der trincke deß Saamens mit Honigwasser / das Gifft mag ihm nicht schaden. Rüben mit Essig conficiert / erkälten und blähen / löschen jedoch das hitzig trucken Geblüt / das dem Menschen große Kranckheiten bringt. Rüben und ihr Saame reitzen den Menschen zu Unkeuschheit. Rüben seyn gut und gesund / wann sie in zweyen Wassern werden gesotten.
Welcher Geschwer oder Aysen an seinem Leib hat / oder bösen aussätzigen Grind / der wasche sich mit dem Wasser / darinnen der Saame gesotten ist / die Haut wird glatt und schön. Rüben machen weit um die Brust / in Mayenbutter gesotten. Rübenbrühe stillet den dürren Husten. ...
On the introduction of Brassica rapa into China as of the Later Han dynasty see Berthold Laufer: *Sino-Iranica*, 381-382.
Marzell I,657-663: Rübenkohl.

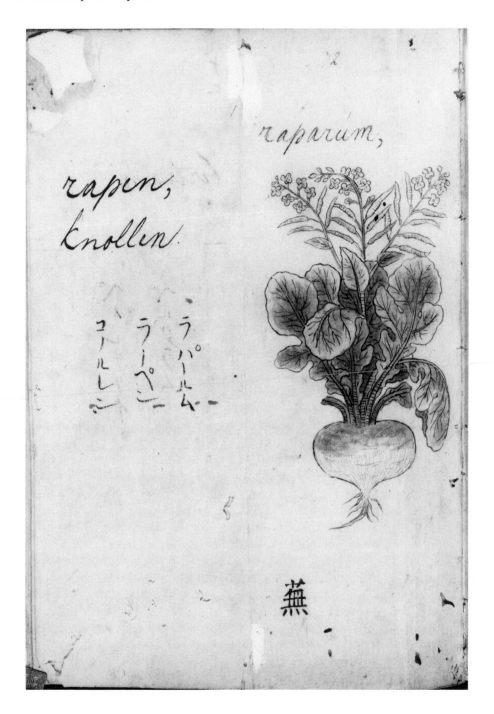

73. Raphani   [alt. 89]
        hispanici
        ramelassen
        hortensis
        radys
        rusticani
        [deleted:] peper wortel
        [deleted:] mierx wortel

ラハ―ニイ
ヒスパニ―シイ
ラメラスセン
ホルテンシス
ラデイス
リユステカニイ
ペペルウヲルトル
ミイルキスウヲルトル

大根 [ta-ken, Jap.: daikon] *Chih-wu* 50: Raphanus sativus, lai-fu (萊菔 Read 482).
radish. Hoffmann 477 (daikon).

Dodoens 1056b: Groote tammen radijs
Botanical name: Raphanus sativus L. / Cruciferae.
Lonicer 415: Rettich / Raphanus. ... Rettich ist ein Wurtzel gleich wie ein Rübe /
etliche lang und groß / etliche rund. Sein Kraut ist wie Rübenblätter / jedoch länger /
sein Saame in Dötlin / und blühet weiß. Sie werden in den Gärten und in den Äckern
gesäet.
Krafft und Wirckung: Rettich ist hitzig und trucken im dritten Grad / einer warmen
und treibenden Natur. Rettich nach dem Nachtessen genossen / verdäuet die Speiß und
machet den Magen warm / darneben aber / einen stinckenden Athem / so man bald
darauf schlaffen gehet. Rettichwasser / ist fürs tröpfflingen harnen / und sonderlich für
den Stein in der Blasen und Lenden. Rettich ist der schwangern Frauen nicht gut /
dann er treibet die Frucht / bringt ihre Zeit / und treibt die ander Geburt hinweg.
Rettichsafft auf alte Schäden gestrichen / und wo faul Fleisch wächst / verzehret es /
und frischet die Wunden / also auch Rettichpulver. Rettich vor oder nach dem Essen
genossen / macht Aufstoßen / betrübt das Hirn / Augen und Vernunfft.
Den Arbeitsamen Menschen schadet er am wenigsten / doch treibt er den Harn / und
erweicht den Bauch. Es mögen ihn die Wassersüchtige / Miltzsüchtige / und die
Weiber / denen ihr Blut verstanden ist / wol gebrauchen. ...
Marzell III,1294-1297: Rettich.

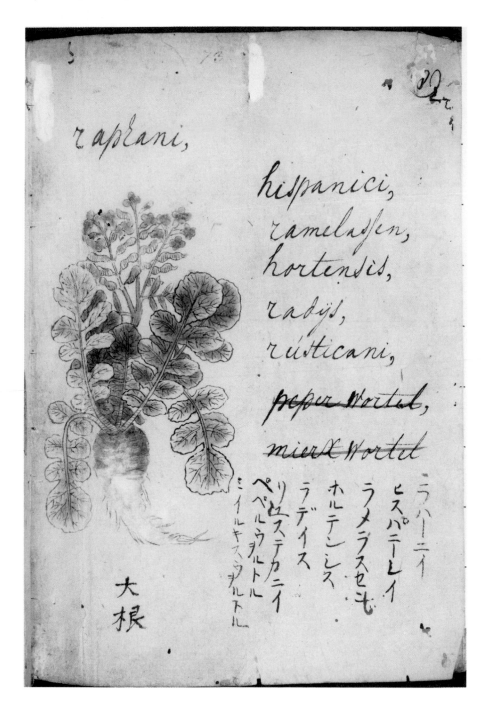

raphani,

hispanici,
ramelassen,
hortensis,
radijs,
rusticani,
peper wortel,
mierk wortel

大根

74. Rapontici

      Centaúry maioris
      rhei
      pontici lange
      melesoen wortel

ラポンテイシ
センタウレイマヨ―リス
レイ
ホンテイシランゲ
メレスウンウヲルトル

Dodoens 539a

Botanical name: Rhaponticum scariosum Lam. (Centaurea Rhapontica L.) / Compositae.

Lonicer 216: Groß Tausendgülden / Centaurium majus. Der Apothecker Rhapontic. ... Hat Blätter in Größe wie Nußlaub / wie sie Dioscorides beschreibt / Kölgrün / umher zerkerfft / der Stengel wächst zwo oder drey Elen hoch / an dem Gipffel träget es runde lange Knöpff / wie Magsamenknöpfflein. Die Blume ist Himmelblau / der Saame wie der wilde Gartensaffran in wüllin Flocken eingewickelt. Die Wurzel dick / hart / schwer / drey Schuh lang / safftig / eines zusammenziehenden süßlechten Geschmacks / rothlecht / wächst gern in festem lüfftigem Grund. In der allergrößten Menge aber findet mans im gelobten Land und auf dem Berge Gargano.

Krafft und Wirckung: Die Wurtzel wird zu den Wunden gebraucht / dann sie zeucht zusammmen / wie gleichfalls auch zu Brüchen / zu Seitengeschwer / Pleuresi, alten Husten / Blutspeyen / und schweren Athem / zwey Quintlin klein gestoßen / und mit Wein getruncken. Wider das Grimmen und Mutterwehe / zu Zäpfflin gemacht / von Frauen zu sich genommen / zeucht es die Geburt und Monzeit an sich.

Die Wurtzel dürr oder grün / Pflastersweise aufgelegt / zeucht zu / und heilet die Wunden / also wo man sie bey Fleisch seudt / wächst dasselbige aneinander.

Marzell III,1315-1316: Rübendistel; another identification is Rheum rhaponticum L. cf. Marzell III,1317-1319; the drawing accompanying Lonicer's description refers to Centaurium Hill. (Tausendgüldenkraut).

Not in Read nor *Chih-wu*.

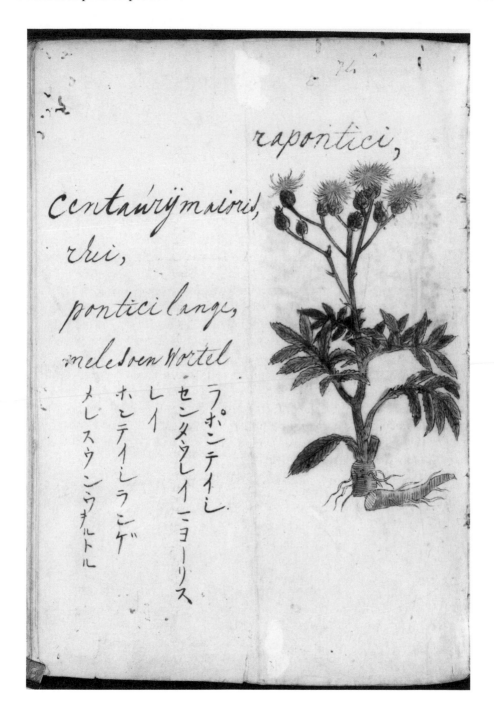

rapontici,

Centaurij maioris,

rhei,

pontici lange,

melesoen Wortel

ラポンテイシ
センタウレイ ニョーリス
レイ
ホンテイシ ランゲ
メレスウンヲルトル

75. Rúbiae   [alt. 93]
         tinctorúm
         krappe
         meede

リユビヤ—
テンキト—リユム
カラツペ
メ—デ

Dodoens 571a+b
Botanical name: Rubia tinctorum L. / Rubiaceae.
Lonicer 499: Röthe / Rubia. ... Der Röhte sind zwey Geschlecht / das zame / so man
säet im Feld / und das wilde / das von sich selbsten wächst. Wird Röhte genannt /
dieweil man mit der Wurtzel das Tuch roth zu färben pflegt. Wächst an etlichen Orten
an den Zäunen und Straßen.
Krafft und Wirckung: Die Röthe ist hitzig und trocken im andern Grad.
Die Wurtzel in Honigwasser gesotten / deß tags zweymal davon getruncken / öffnet
die verstopffte Leber / Miltz / Nieren und Mutter. Ist auch gut für Geelsucht.
Der Saame zerstoßen mit Oxymel / oder sonst mit Honig und Essig genossen / reiniget
die Melancholey.
Ein Foment oder Bähung / Bad oder Zäpfflin von diesem Kraut gemacht / zeucht die
ander und todte Geburt herauß.
Das Pulver von dieser Wurtzel mit Öl / Knoblauchsafft / und ein wenig Honig
vermischt / die böse Rauden damit bestrichen / davon Aussätzigkeit entstehen kan /
heilet dieselbige. ...
Marzell III,1446-1447: Färberröte, Krapp.
Not in Read. *Chih-wu* 422: 西洋茜草 [Hsi-yang ch'ien-ts'ao], R. tinctorum L., Jap.:
Seiyô akane.

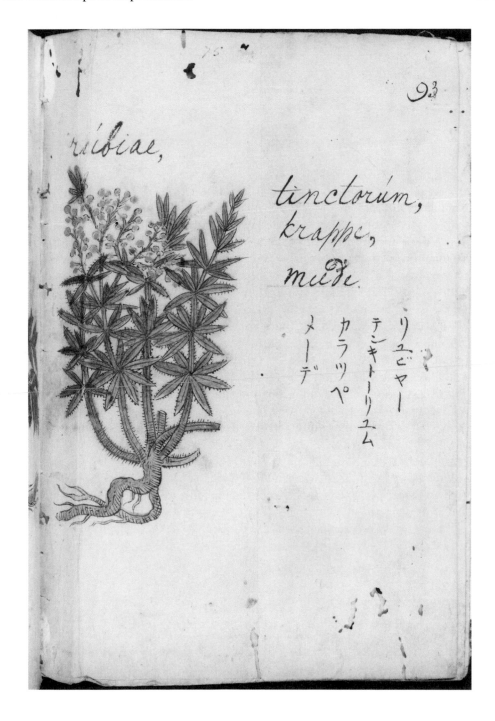

rúbiae,

tinctorúm,

krappe,

meede.

リュビヤー
テンキトーリユム
カラッペ
メーデ

93

76. Sambúci

　　　vlier wortel

サムビユシ
ブリ―ルウヲルトル
接骨木 [chieh-ku] Read 77: Sambucus racemosa L., red elderberry
ニワトコ
[Chih-wu 893: ニハトコ]

Dodoens 1321a+b
Botanical name: Sambucus nigra L. / Caprifoliaceae.
Lonicer 118: Holunder / Sambucus. ... Der Holder wächst auf in Größe eines Baums /
mit gantz runden Aschenfarben Ästen / welche innwendig hol seynd / und mit einem
weichen Marck außgefüllet / die Blätter sind an den Ästen Gleichsweise gesetzt /
ungefährlich drey / sechs oder sieben bey einander / dem Nußlaub gleich / jedoch
kleiner / und zerkerfft / eines starcken Geruchs. Am äußersten Theil der Äst bringt er
eine runde Dolle / welche ein weiße Blum trägt / an statt der abfallenden Blumen
bleiben kleine Knöpfflin oder Beerlin / welche schwartzlecht oder Purpurfarb werden /
eins Weinsauren Geschmacks. Er blüet vor S. JohansTag. Bringet seine Beerlin im
Augstmonat. Wächst gern an dunckeln und rauhen Orten / deßgleichen neben den
Wassern.
Krafft und Wirckung: Die grünen Blätter und Blumen kühlen / wie in gleichem auch
das darvon destillierte Wasser / mögen in- und außerhalb deß Leibs gebraucht werden.
Die Wurtzeln in Wein gesotten und getruncken / treiben die Wassersucht gewaltig auß.
Holderblätter in Geißenunschlitt geröst / und übergelet / stillen deß Podagrams
schmertzen.
Die Beeren geben gute Farb zu Leinen Tuch. Die noch grüne Blätter / gestoßen / und
auf grindige Haut gelegt / heilen sehr. Wie in gleichem auch die hitzige Geschwer / so
sich gern an Fingern erheben / der Wurm genannt heilet es zuhand.
Die Blätter in Wein gesotten / den getruncken / benimmt alle überflüssige Feuchtigkeit
/ und ist genützt den Wassersüchtigen sehr bequem. ...
Marzell IV,63-78: Schwarzer Holunder; 78-82: S. racemosa L.: Roter Holunder.

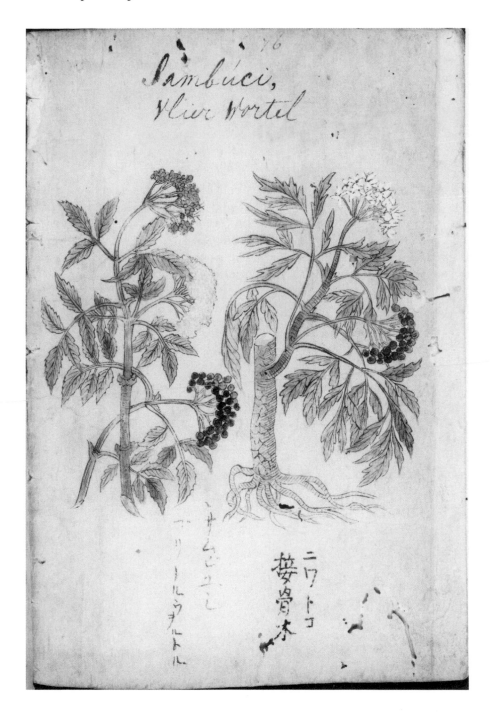

77. Satyry

       standel krúid
       kúlle kens

サテイリイ
スタンデルコロイト
キユルレコロイト [the transliteration says: kruid!]

Dodoens 372a above
Botanical name: Orchis L. / Orchidaceae.
Lonicer 429: Stendelwurtz / Satyrium. ... Unter diesen wächst das erste auf lüfftigen Bergen / hat drey breite feiste Blätter / rotgrün / bringt auf seinem Stengel weiße Blumen / der Stengel ist bloß und Elen hoch / die Wurtzel rund und lang / hat 3. Kerner / wie drey Knoblauchzehen / unten auß Spitz / außwendig gelb / innwendig weiß / am Geschmack süß und lieblich / wird gemeinlich gefunden im Brachmonat. Diese nennet man Stendelwurtz / Graecis, Satyrion trifolium, von den dreyen Blättern / Vulgò Testiculus Vulpis, und Testiculus Sacerdotis.
Krafft und Wirckung: Stendelwurtz in Wein gesotten / Honig darein gethan / heilt alle Versehrung und Schmertzen des Munds.
Marzell III,419-444.
Not in Read nor *Chih-wu.*

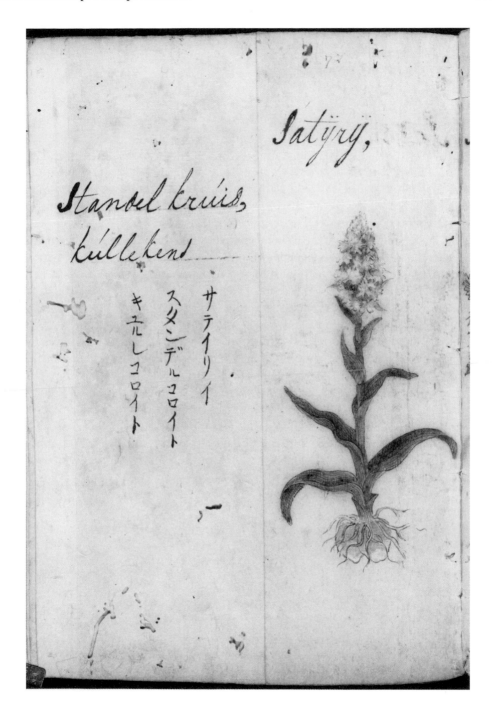

Satÿrÿ,

Standel kruid, kúllekens

サテイリイ
スタンデルコロイト
キユルレコロイト

78. Saxifragiae   [alt. 97]
                               steenbreeke

サキシフラギヤ—
ステーンブレ—ケ

Dodoens 505
Botanical name: Saxifraga (granulata) L. / Saxifragaceae.
Lonicer 456: Weißer und hoher Steinbrech. ... Steinbrech werden viel Kräuter
genannt / dieweil viel Kräuter der Art sind / den Stein zu brechen und außzuführen.
Unter andern ist das teutsche weiße Steinbrech / und der Hohe Steinbrech .... Wird im
Meyen an rauhen Orten gefunden / die Blätter ligen auf der Erden / rund / wie
Gundelreb / seyn aber feister und linder / daruß wächst ein runder haarechter Stengel /
Elen lang / oben mit vielen weißen Violen / die verfallen ohne Samen.
Die Wurtzel aber hat viel anhangender leibfarbener Kärnlin / an statt deß Saamens /
wie Coriander Saamen / eines bittern Geschmacks / wann man dieselben Körnlin
versetzt / wachsen solche Stengel darauß.
Der hohe Steinbrech ist dem weißen nicht ungleich / allein mit Blättern etwas länger /
und wächst höher / sonsten mit Blumen und Samen fast gleicher Gestalt.
Krafft und Wirckung: Steinbrech ist hitzig und trocken im dritten Grad. Dieses Krauts
Wurtzel und auch der Saame / sind sonderlich für allen andern Kräutern gut fürn Stein
in Lenden und Blasen / für Harnwind / warmer außtreibender Wirckung. Diß Kraut in
Wein gesotten / den getruncken / hilfft den jenigen / welchen der Harn wider ihren
Willen entgehet. Mit der Wurtzel ein Rauch gemacht unten auf / ist auch gut darzu. ...
Das Pulver von Steinbrech in einem Ey gessen / ist auch gut fürn Kaltseich,
Steinbrech in Wein gesotten und getruncken / vertreibt das Fieber / und das
tröpfflingen Harnen / legt das Kluxen / bricht den Stein in der Blasen und Lenden /
reiniget die Leber / Nieren und Blase ...
Marzell IV,138-142: Körniger Steinbrech.
Species not in Read nor *Chih-wu*.

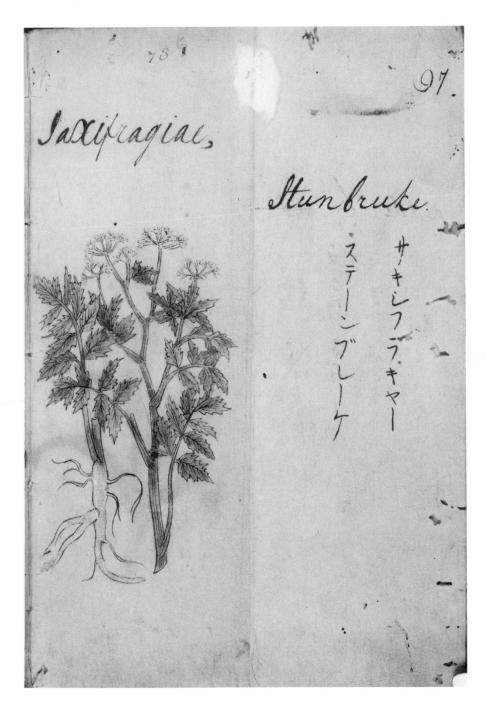

Saxifragiae,

Stunbruke

サキシフラキャー
ステーンブレーケ

97.

79. Scorzonerae
         adder krúid
スコルソネラ—
アツデルコロイト

Dodoens 409
Botanical name: Scorzonera hispanica L. / Compositae.
Lonicer 562: Spanisch Schlangenkraut / Scorzonera. ... Dieses Kraut wächst fürnemlich in Hispanien / und nunmehr an vielen Orthen Teutschlands / wird auch jetzt von unsern Apotheckern allhie in den Gärten gezielet / ist dem Bocksbartkraut / so Tragopogon genennet / ... so gleich mit den Blumen / daß eines von dem andern nicht wol zu unterscheiden ist / allein daß es breitere / längere / dickere / weißgrüne Blätter hat / bekommt lange Stengel / mit vielen Gleychen / an welchen die Blätter wachsen / oben am Stengel thun sich im Brachmonat die gelbe Blumen auff / allerding wie am Bocksbart / welche hinweg fliegen / wann sie welck werden / bringt darnach in den Knöpffen einen langen weißlechten Saamen / die Wurtzel ist lang und weiß / innwendig weiß / voller Milchsaffts / eines lieblichen süßen Geschmacks.
Krafft undWirckung: Der Safft dieses Krauts und Wurtzeln / ist ein gewisse Hülff / wider das Gifft der Schlangenbiß und anderer gifftiger Thier / und wider gifftige Kranckheiten zusampt der Pestilentz. Die Wurtzel in Zucker eingemacht / in Sterbensläufften täglich genossen / praeserviert und bewahret den Menschen für der Pestilentz / und allerhand Gifft. Also genützt / oder den Safft davon eingenommen / dienet sie für die Fallendsucht / Magentrucken / Hertzzittern / Schwindel und Ohnmacht. Die Wurtzel gekäuet oder gessen / vertreibt die Schwermüthigkeit / Melancholy / und macht ein frölich Hertz / und frisch Geblüt. ...
Marzell IV,181-184: Echte Schwarzwurzel.
Not in Read. *Chih-wu* 1363: 鴉蔥 [ya-ts'ung], S. hispanica L., Jap. *Kibanabaramonjin.*

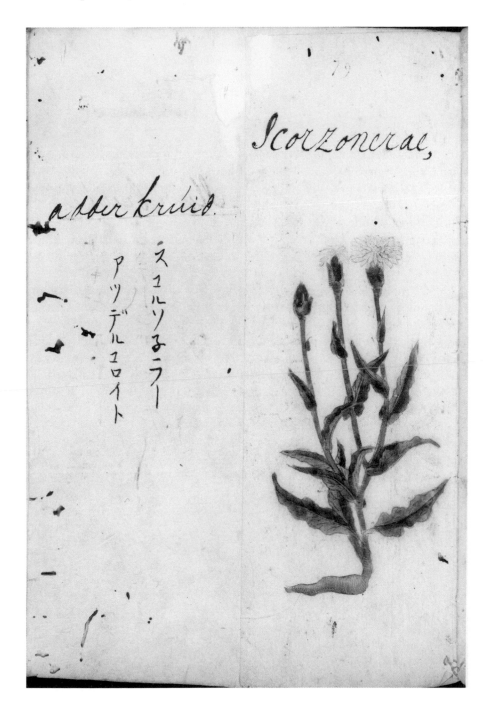

Scorzonerae,

adder kruid.

スュルソるフー
アツデルユロイト

80. Scillae   [alt. 99]
                         Zee ajúin

スキルニイ[14]
ゼーアヨイン
ハマユウ
Hamajúú [*Chih-wu* 178: Crinum asiaticum L. 文殊蘭]

Dodoens 1080a+b (combination of drawings)
Botanical name: Urginea maritima Baker. / Liliaceae
Lonicer 167: Meerzwibel / Scylla. .. Ihre Wurtzel ist vielfaltig / wie die Zwibeln / aber
viel größer / stöst erstlich einen schönen langen Stengel herfür / gleich dem
Asphodelo, daran schöne weißgelbe Blumen sind / wann die Blumen verdorren / und
abfallen / kommen nach vielen Tagen auß den Zwibeln breite dicke Blätter hernach.
Wächst ins gemein an den Ufern und Orten deß Meers / daher sie auch ihren Namen
hat.
Krafft und Wirckung: Die Meerzwibeln seyn heiß im andern Grad / haben eine
scharffe durchtringende Natur. Rohe gebraucht seyn sie sehr schädlich / darum soll
man sie zuvor braten. Und wird darvon ein Essig gemacht / Acetum Scylliticum
genannt / welcher sehr gut ist fürs Keichen und alten Husten / heilet auch da böse alte
Zahnfleisch. So mans aber braten wil / umkleibt man sie mit einem Teyg oder Laimen /
darnach legt man sie in einen Backofen oder heiße Aschen / und läßt sie duchauß wol
braten / wann sie dann wol gebraten ist / so schneidet man Scheiblin darauß / und
henckt sie an eine Faden in die Lufft / daß sie trücknen / darvon macht man alsdann Öl
/ Essig oder Wein.
Die Zwibel in Wein gesotten / und getruncken / benimmt alle innerliche Kranckheiten
deß Leibs / und sonderlich dienet sie der hitzigen Leber . ...
Marzell IV,911-913: Meerzwiebel.
Not in Read.

---

14   There seems to be a writing error: 二 instead of ラ.

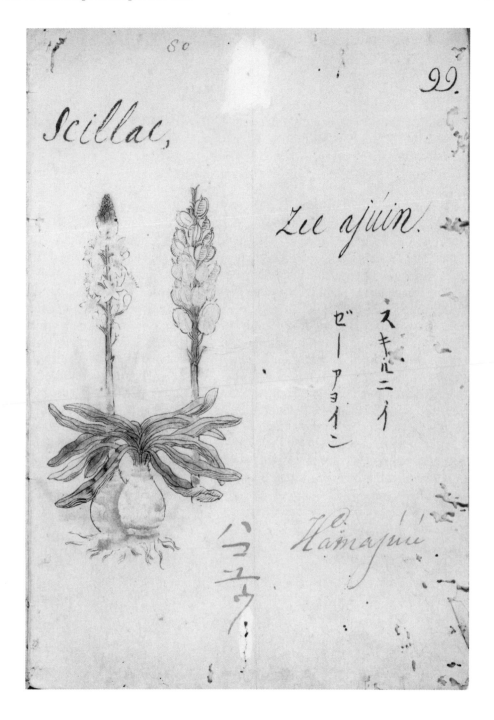

81. Sigilli Salonis [!]
                Salomons Zegel
シギルリサロニス
サロモンスセゲル
アマドコロ
黄精 [huang-ching] Polygonatum falcatum; Chih-wu 1147: Polygonum giganteum
[*Chih-wu* 1066: 萎香 Polygonatum officinale All. = 萎蕤 wei-jui, Solomon's seal,
Jap. *amadokoro*]

Dodoens 558b, 559a
Botanical name: Polygonatum odoratum Druce / Liliaceae.
Lonicer 382: Weißwurtz / Polygonatum. ... Vulgò Sigillum Salomonis ... Weißwurtz
ist zweyerley / Ein groß und breites / und ein kleines mit schmälern längern Blätlin /
trägt runde Stengel / als Rockenhälmen / zu beyden Seiten mit schönen grünen Blättern
bekleidet / größer / breiter und länger / dann deß Zapffenkrauts Blätter / etwann zehen
oder zwölff an jeden Stengel / Zwischen denselbigen wachsen schöne weißgrüne
lange Schellin / oder runde Röhrlin / wie die gelbe außgeropffte Schlüsselblumen /
Und das geschicht im Mayen / gegen dem Augst ist die Blüth in runde / schwartze
Körner verwandelt / die findet man zwischen den Blättern und Stengeln hangen /
anzusehen / wie die Körner an dem Epheu / oder wie die blaufarben Heydelbeeren.
Krafft und Wirckung: Die Weißwurtz ist warmer Qualitet / zertheilet / und treibet das
gerunnen Blut / und anderen Schleim herauß / macht speyen / wird jetzunder mehr
außerhalb aufgelegt / dann in Leib genommen,
Weißwurtz gebrandt / deß Wassers etliche Tag getruncken / auf allemal drey oder vier
Löffel voll / treibet das gerunnen Blut auß dem Leib / den Lendenstein durch den Harn
hinweg / auch den Frauen ihre Kranckheit / und zertheilet alle innerliche Geschwer im
Leib. Zwölff oder vierzehen schwartze Beerlin von Weißwurtz gessen / purgiren unten
und oben. ... De grüne Weißwurtzelblätter im Mund gekäuet / ziehen die Flüß vom
Haupt in den Mund / und machen nießen. ...
Marzell III,875-886: Salomonssiegel.

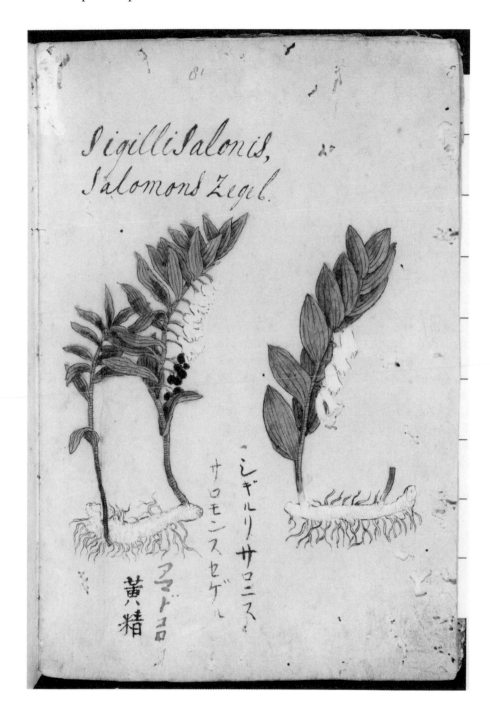

82. Spica nardi
         celticae
         celtice
スピカナルデイ
セルテイカ
セルテイセ
甘松 [kan-sung] Read 71: Nardostachys Jatamansi, spikenard
カンシヨウ

Dodoens 1479a
Botanical name: Valeriana celtica L. / Valerianaceae.
Lonicer 284: Römischer Spick – Nardus indica
286: Marien Magdalenen Blume / Nardus celtica. .. Ist ein Narden oder Spicken Geschlecht / sehr wolriechend / welches dörr zu uns gebracht wird / mit seinen geelen Blümlin / und sehr zu den Laugen Säcklin zum Haupt gebraucht wird.
Ist ein kleines Sträuchlin / vergleicht sich in allen Dingen dem Römischen Spick / allein daß er kleiner ist. Wächst viel in Liguria / in Histria / Cärnten und andern dergleichen Orten auf den Bergen.
Krafft und Wirckung: Sein Krafft und Wirckung ist gleich der Römischen Spick / treibt den Harn hefftiger / und ist dem Magen nützlicher.
Ist warm im ersten Grad / und trocken im andern.
Mit Wermuth gesotten / ist er gut zu der Entzündung deß Magens. Mit Wein gesotten / hilfft er dem Gebrechen deß Miltzes / der Nieren und Blasen.
Wird unter wärmende Salben und Tränck vermischt.
Marzell IV,986-989: Echter Speik.
Species not in Read nor *Chih-wu*.

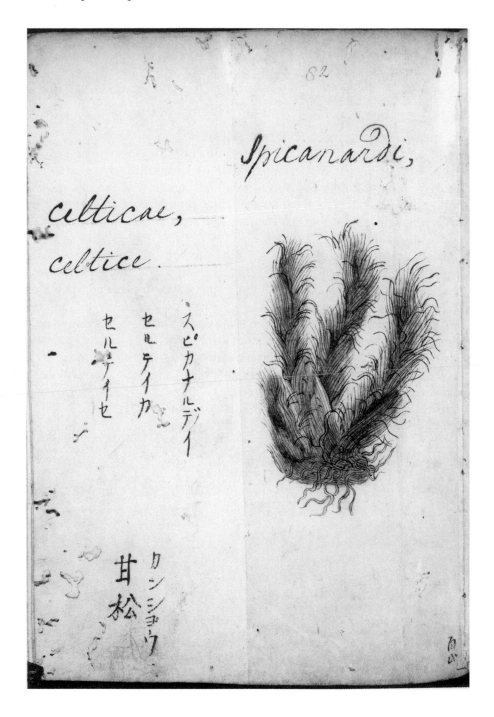

83. Tormentillae
          Seven blads wortel
トルメンテイルラア
セ—ヘンブラツウヲルトル

Dodoens 164a
Botanical name: Potentilla erecta Räuschel / Rosaceae.
Lonicer 447: Tormentill / Tormentilla. Tormentill / oder Birckwurtz / heißt auch roth
Heilwurtz / Blutwurtz / und Siebenfingerkraut. ... Tormentill wächst gern in Bircken
Wälden / ist an Gestalt dem Fünffingerkraut nicht ungleich / ohn allein / daß die
Tormentill / sieben Blätter hat. Es gehet aber ungefehr mit den Blättern zu / wie auch
mit Klee und andern / trägt ein gelbes Blümlin. Die Wurtzel ist rothlicht und knodicht /
gleich der Galgantwurtzel.
Krafft und Wirckung: Tormentill stärcket die Empfängnuß der Frauen / dieselbige
vorhin in Wein gesotten / und getruncken. Der Safft von der grünen Wurtzel und
Kraut eingenommen / wehret dem Gifft / und treibet die Pestilentz durch den Schweiß
herauß. Kan man die Wurtzel nit grün haben / so zerstoß sie dürr / und nimm jedes
mal eins Qu. schwer mit Wein ein. Oder siede ein Handvoll Kraut und Wurtzel in
Wein / und trincke es warm. Dieser Tranck öffnet und heilet auch die Leber und
Lungen / vertreibt die Geelsucht / stillet die Bauchflüß / beyde rothen und weißen /
fürn Kaltseich / nimm Tormentillwurtzel / und Wegerichkraut / und nemme es mit
Wegerichsafft / Abends und Morgens ein. ....
Marzell III,1013-1022: Blutwurz.
Species not in Read nor *Chih-wu.*

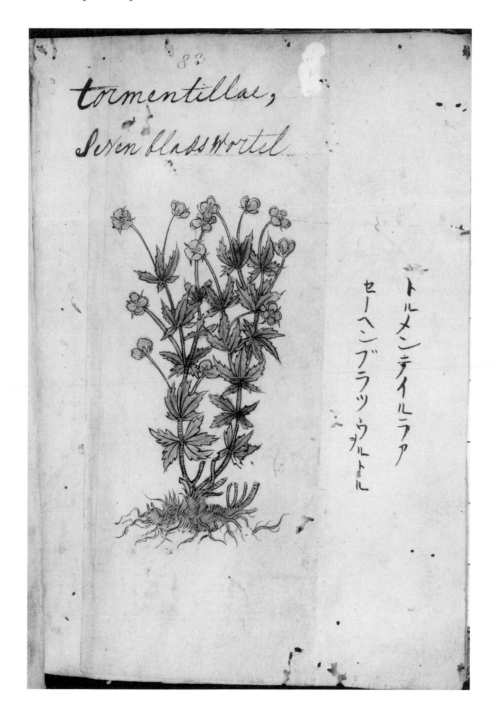

tormentillae,

Seren blads wortel

トルメンテイルラア
セーヘンブラッウルトル

84. Tússilaginis   [alt. 107] [Japanese numbering: 七十九]
          hoefblad
トユスシラキニス
ウーフブラト
フキ
款冬 [k'uan-tung] Read 49: Tussilago farfara, coltsfoot; *Chih-wu* 1045: Petasites
japonicus Miq.

Dodoens 945
Botanical name: Tussilago farfara L. / Compositae.
Lonicer 468: Hufflattich / Tussilago. ... Brandlattich hat Blätter die gleichen sich
einem Roßhuf / gegen der Erden seyn sie Aschenfarb. Im Mertzen trägt es gelbe /
gefüllte Blumen / auf wollichten Stengeln / ohne Blätter / vergleichen sich den gelben
Mäußohrblumen / der Saame verfleugt / wie Pfaffenblat / und verdirbt der Stengel / hat
ein weiße fladerichet Wurtzel.
Krafft und Wirckung: Brandlattich ist kalt und feucht / zu hitzigen Schäden / innerlich
und äußerlich zu gebrauchen.
Dieses Krauts Safft auf ein gründige Haut gestrichen heilet sie zu hand.
Dieser Safft gemischt mit Essig und Rautensafft / jedes gleich viel / und dessen am
Abend ein Löffel voll getruncken / macht schwitzen / und treibet mit dem Schweiß die
Pestilentz herauß. Den andern Tag soll mann man darauf der Pestilentz Pilulen ein Qu.
gebrauchen. Über geschwulst gelegt / hat es ein sonderliche Krafft / sie zu legen und
zu vertreiben. ...
Löschet eigentlich alle innerliche Hitz der Leber / Magens und Fieber / je vier Löffel
voll getruncken / und außen übergeschlagen. Von dieses Krauts gedörtten Blättern ein
Rauch gemacht / den in Halß empfangen / ist fürn dürren Husten und Engbrüstigkeit.
In gesotten Hongwasser getruncken / treibt es die todte Geburt. ...
Marzell IV,850-876: Huflattich.
Not in *Chih-wu*. Matsumura does not give a Japanese reading.

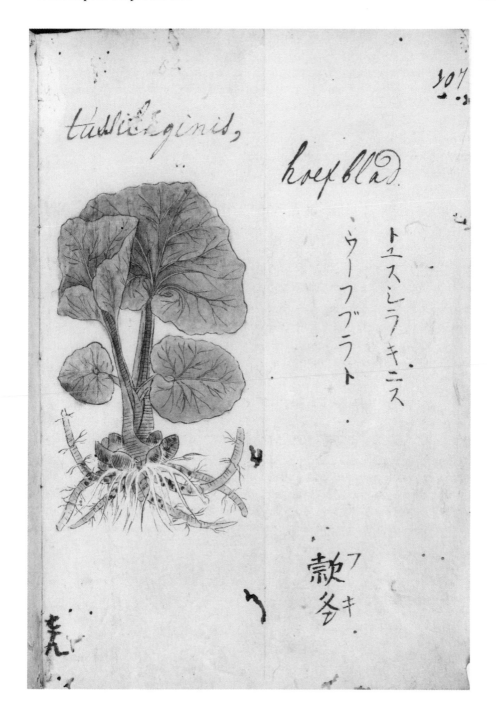

tussilaginis,

hoefblad

トュスシラキニス

ウーフブラト

フ
款キ
冬

[Appendix, giving a brief correspondence of the qualities of simple drugs]
[alt. 109][for the reproduction of this page see p. 212.]
De effecten der zelver qualiteyten, geleyk Galenus Lib. 5. de Simplicibus, beschryft,
worden onderscheyden, En by Een zeker ordre gestelt, het welke wy graden noemen,
op dat men se tot de ziekten by zeker proportie, En mate zoute konnen appliceren,
gelyk Galenus 4. de alimentis gezeyt heeft: Want tot een heete ziekte in den tweeden
graet, moet ook koude remedien in den zelven graet gheappliceert werden: Ende
daerom zyn alle eenvoudighe medicamenten.
[alt. 111]
warm

kout		beginsel
vochtig	in't	middel
drooge		leste

de hitte		eersten graet
koude		tweeden graet
vochtigkeyt	van den	derden graet
droogte		vierden graet

duister, ende onbevoelyk [?]
open baar
geweldigh
onmatig en de uytnemende
[alt. 112]
gelyk by Exempel, van de hitte de door graden onderscheyden wort: het lauwe water
is getemperd: het gene dat warm is, is warm in den eersten graet: als nu 4 heetagtig
geworden is in den tweeden graet, als nu 4 zeer heet is in den derden graet, mar als 4
nu brandende is, zoo is 4 heet in den vierden graet. Ende alzoo zal men voorts
verstaen van de koude, van vochtigkeit, en van droogte. Dus zullen wy Eenvoudige
medicamenten belyden achtervolgende haren graedt. Van warmte, van koude, van
vochtigkeidt, Ende van droogte.

Index to Names of Plants

Index of Japanese Names and Transcriptions

Katakana transcriptions (sorted by the first letter only)

Additional Japanese names, quoted in transcription only:

Index of Kanji

Alternative Numbering of the Ms.

Additional Plates

Most plates of the manuscript cover one plant. In two cases, however, *Acorus* and *Asparagus*, the illustrations consist of two pages. The additional pages are added here at the end in order not to disturb the sequence of plates and facing comments.
The half-title of the ms. bears Yoshio Gonnosuke's signature.
For reasons of comparison the original drawings of Dictamnus and Fraxinella are given from Remberti Dodonæi Mechleniensis medici Caesarei Stirpium historiae pemptades sex sive libri XXX. Variè ab avctore, paullò ante mortem, aucti & emendati. (Antverpiae: Officina Plantiniana 1616.) (the 1644 edition of the herbal is not at hand).

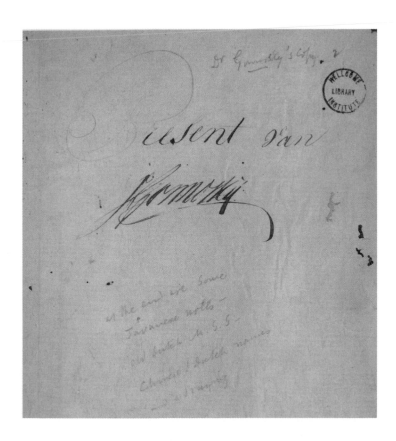

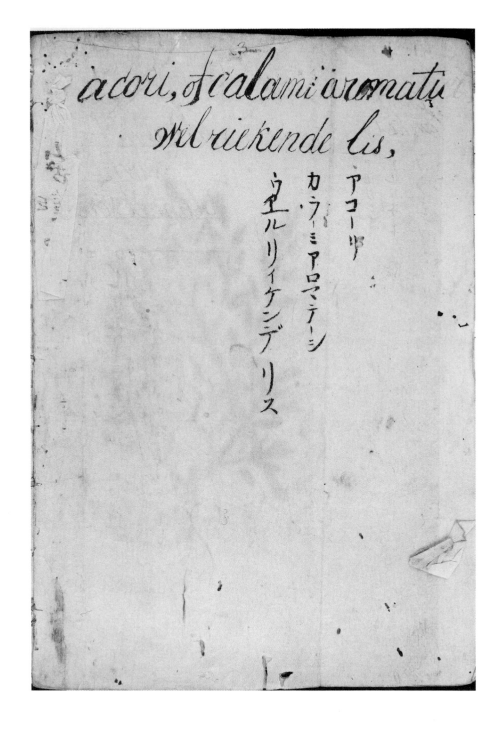

acori, of calami aromatẹ

vel riekende lis,

アコーリ

カ・ラーミ アロマテーシ

ウエル リィケンデ リス

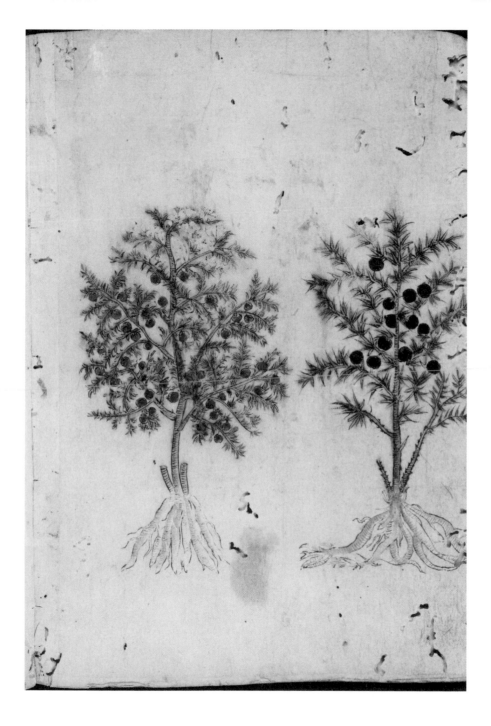

109.

De Effecten der zeker qua-
liteijten, gelijk galenus Lib. 5. de Simplicibus, beschrijft, worden onderscheij-
sen, En bij Een zeker ordre gestelt,
het welke wij graden noemen, op
dat men se tot de ziekten bij zeker
proportie, En mate zoude komen
appliceren, gelijk galenus 4. De
alimentis gezijt heeft: want tot
een heete ziekte in den tweeden
graet, moet ook koude remedien
in den zelven graet geappliceert
werden: Ende daerom zijn alle
eenvoudighe medicamenten.

Dictamnum verum.

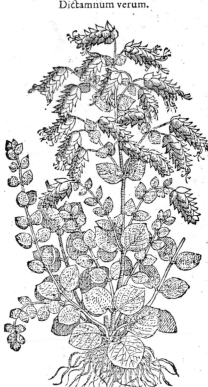

Nafcitur in Creta infula, nec alibi requirendú, non modò veterum, fed & recentiorum eft fententia. Diofcorides flore & femine carere contra *Diofcorides error.* omnem veritatem fcribit. Floriferum effe, poft Theophraftum teftatur Virgilius Æneidos XII.

Dictamnum genitrix Cretæa carpit ab Ida,
Puberibus caulem folijs, & flore comantem
Purpureo.

Δίκ ᾰ μνος Grçcis dicitur: Latinis Dictamnum, & Dictamnum Creticum; à nonnullis, vt Diofcorides teftatur, γλήχων ἀγεία, fiue Pulegium filueftre. Inter nothas appellationes extant & hæc eius nomina: Ε᾿μβακτεν,βελσᾱκος,ἀρτεμεδ᾿ήον, κρητικὴ,ἐφήμερον,ἐλδ᾿α,βελοτόκος, δορκίδιον, ἐλβένιον, Vftilago ruftica.

Officinæ pro Dictamno per *c* prima fyllaba *Officinarū error.* Diptamnum per *p* legunt, & leuis momenti error hic effet, nifi prò Dictamni foliis Fraxinellæ radices in vfum ducerent, quàm falsò Dictamnum appellant.

Calidum àc ficcum tertio exceffu Dictamnum eft, Pulegio facultate fimillimum, fed effentiæ tenuioris. Fœtus mortuos & in potu affumpta, vel in peffo appofita, vel etiam fuffitu educit, menfes euocat, fecundas expellit.

Foliorum, inquit Theophraftus, vfus, non ramorum aut fructus, quæ ad multa valent, fed prçcipuè ad partus mulierum: efficiunt enim vt

De Fraxinella.   Cap. XXIIII.

Fraxinella.

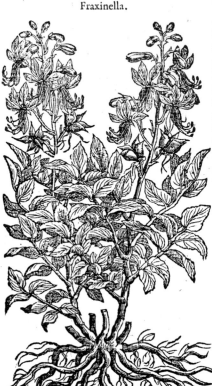

FRAXINELLÆ complures exeunt cauliculi, rotundi, cubitales aut altiores, inferiùs foliis, superiùs verò floribus supra inuicem digestis exornati: folia oblonga ex pluribus ad vnum pediculum vnita, Glycyrrhizæ similia, multò quàm Fraxini minora; singularia tamen eorum breuiora, duriora, magisíque acuminata quàm Glycyrrhizæ: florum color dilutè est rubentis purpuræ, quasi vti siluestris Maluæ, sed forma dissimilis: à quinis etenim vt plurimum striatis oblongisíque superioribus foliolis, stamina aliquot recuruata barbæ instar dependent. Odor horum grauis est, ac hircinum olet, & similiter earum quę sequuntur siliquarum. Succedunt autem singulis floribus quinque simul, asperæ, scabræ, & subrubentes, in quibus semen gignitur rotundum, nigrum, splendens, minus quàm Pęoniæ aut etiam Lentisci: radices ab vno capite plures diuaricantur longæ, candidæ, carnosæ, tenui in medio neruo, cum obscura acredine aliquantulùm amaricantes.

Videntur autem huius duæ esse species, non tamen valdè differentes. Vnius folia maiora, virentiora, duriora, magisíque acuminata: alterius verò nigriora, minùs dura, ac non æquè in acumen desinentia: flores quoque huius aliquanto dilutiores, illius verò paulò rubicundiores.

In Italiæ, Pannoniæ ac Germaniæ montibus & collibus, lutoso ac saxoso reperitur solo: apud Belgas hortensis est.

Flores Iunio, semen seriùs prouenit.

Recentiores Fraxinellam: pleriq; χαμαιμελίον quasi humilem Fraxinum appellant: Officinę Diptamum, & pro legitimo Dictamno radicibus huius subinde vtuntur: vnde & à nonnullis Pseudodictamnum & Dictamnum album nominatur. Non esse autem legitimum Dictamnum, notius modò est, quàm vllis verbis refelli opus sit. Et Pseudodictamnum quoq; Dioscoridis nequaquam esse, non minùs manifestum. Sed non esse Tragij veterum speciem, non æquè expeditum videtur. Nam cum Tragio, & quidem priore, conuenire posse apparet.

Tragium primum. Habet autem istud prius Tragium (duo siquidem sunt) auctore Dioscoride, folia, virgas & fructus Lentisco similia, sed minora omnia, & succum fert Gummi similem: & in Creta tantùm nascitur. Idem Plinius lib. XXVII. cap. XIII. Tragonis siue Tragium, ait, nascitur in Cretæ tantùm insulæ maritimis, Lentisco (exemplaria perperàm Iunipero habent) similis,

&se-

Asien- und Afrikastudien der Humboldt-Universität zu Berlin

Band 16: Astrid Brochlos

Kanbun

Grundlagen der klassischen
sino-japanischen Schriftsprache
2004. 160 Seiten, gb
ISBN 3-447-04902-2
€ 49,– (D) / sFr 84,–

Band 17: Hartmut Walravens (Hg.)

W. A. Unkrig (1883–1956)

Korrespondenz mit Hans Findeisen,
der Britischen Bibelgesellschaft und
anderen über Sibirien und den Lamaismus
2004. 204 Seiten, 1 Abb., gb
ISBN 3-447-05041-1
€ 58,– (D) / sFr 99,–

Die Korrespondenz des Mongolisten und
russisch-orthodoxen Theologen Unkrig gibt
ein anschauliches Bild seiner wissenschaft-
lichen Arbeit und seiner Unterstützung des
Völkerkundlers und Nordsibirienspezialisten
Findeisen (1903–1968), soweit es um mon-
golische, tungusische und russische Interes-
sen ging. Unkrigs detailliert-miniaturhafter Stil
gibt zugleich einen präzisen Eindruck vom wis-
senschaftlichen und sozialen Umfeld der Jahre
1930–1955 in Deutschland. Ergänzend sind
Unkrigs Briefwechsel mit der Britischen Bibelgesellschaft aus der Zeit seines Studiums in
Russland und seine Korrespondenz mit dem
Sven Hedin-Institut für Zentralasienforschung
(Stiftung Ahnenerbe) 1943–1945 beigege-
ben, während zwei Briefe des Mongolisten B.
Baradijn sowie der Mönche S. Umaldinov und
S. Menochov Unkrigs Kontakte nach Russland
und ins russische Exil belegen.

Band 18: Fred Virkus

Politische Strukturen im Guptareich (300–550 n. Chr.)

2004. X, 319 Seiten, gb
ISBN 3-447-05080-2
€ 78,– (D) / sFr 132,–

Das Guptareich, das etwa von der Mitte des
4. bis zum Ende des 5. Jahrhunderts n. Chr.
viele Gebiete in Nord- und Zentralindien um-
fasste, gehörte zu den bedeutendsten Staats-
gebilden im alten und mittelalterlichen Süd-
asien. Vor allem was dessen inneren Aufbau,
die Organisation und Funktionsweise der
Verwaltung sowie das Verhältnis der politi-
schen Macht zur Gesellschaft in der Guptazeit
angeht, wird in dieser Arbeit eine grundlegend
neue Auffassung entwickelt. Besonderes
Gewicht legt die Studie dabei auf die Darstel-
lung der regionalen und lokalen Vielfalt von
Herrschaftsformen, Institutionen und admi-
nistrativen Gepflogenheiten, wie sie für dieses
Reich kennzeichnend waren. Im Zusammen-
hang mit den politisch-institutionellen Gege-
benheiten werden außerdem viele Aspekte
der Sozialstruktur, des Wirtschaftslebens
und der ideologischen Verhältnisse im Indien
der Guptazeit ausführlich behandelt und
häufig ebenfalls aus einem neuen Blickwinkel
betrachtet. Breiter Raum wird zudem der kriti-
schen Bewertung des uns für das Guptareich
zur Verfügung stehenden Quellenmaterials
sowie der Auseinandersetzung mit anderen
Anschauungen zu den erörterten Problem-
stellungen gewidmet.

HARRASSOWITZ VERLAG · WIESBADEN
www.harrassowitz.de/verlag · verlag@harrassowitz.de

Asien- und Afrikastudien der Humboldt-Universität zu Berlin